未來的每一天，都是更好的一天

提升能量，用愛與平靜把自己找回來的365個療癒練習

沃西．史托克 Worthy Stokes ——— 著
蘇楓雅 ——— 譯

目錄

有一種憤怒，是發自慈悲的憤怒。當你練習與自身的憤怒同在，才能將怒氣轉化為燃料。你需要駕馭憤怒的非凡力量，把這股怒火質變成信念。

一個自我開悟者，也會幫助他人開悟。你有責任分享你得來不易的存在——也可說是實踐你的慷慨，這是你用自己的力量去支持他人的絕佳機會。

我從人生經驗中獲得了智慧，因此我懂得如何在他人陷於困境時，成為他們的避風港。為此，我由衷感恩。

相信奇蹟就是「平凡的日常」，把奇蹟看成就是在你身邊發生的事情，奇蹟就會倍增。選擇接受比你想像中還要更多的東西，並相信自己有能力領受來自宇宙的禮物。當你愈能敞開心胸接受，宇宙就會給你更多。

我們需要他人的支持和溫暖。在靈性之路同行的朋友，可以為我們的練習帶來臨在的力量。當我們齊聚一堂祈禱或舉行儀式，就是共同擴大修持的願力。

Ootober

十月

274

感恩能讓你看見生命中的好事，而不是隨時注意自己哪裡不夠完美。別再替自己貼上好或壞的標籤，你的價值也並非靠與他人比較就能提升。現在，就把「比較」轉化為「感恩」。

November

十一月

302

研究顯示，痛苦會世代遺傳。但不要因你繼承的痛苦感到自責，現在就開始進行別人無法替代的自我修復。你在實踐臨在中獲得的良藥，能讓你一步步走向痊癒。

December

十二月

330

我知道我的存在是我能與他人分享的最佳禮物，我決心付出更多更重要的東西，也感謝生命中的每一個恩典。我相信發自內心的真誠，會引領我走向與內心願景一致的機會。

推薦語

期待外在世界滿足我們的渴望既是不切實際，也是無止境的痛苦開始。改變的力量永遠來自內在，如同作者所說，我們需要用新的覺知與態度面對生活的一切，唯有轉化自己，才能轉化世界，並讓世界轉化我們，奇蹟就會出現。

——占星師 蘇飛雅

「心有山海，靜而無邊。」這八個字溫柔地道出了許多人的心之所向，我也是。

但親愛的，這一句「心有山海」，往往伴隨著我們日日經營自己，步步拾級而來。

很推薦這本書的推廣理念，深深禮敬作者以自身生命歷程，以英勇非凡之姿，完成這趟凶險異常的英雄之旅，並乘龍歸來，將這趟神聖經歷修練成愛的寶石，並藉由此書，將寶石送出，祝福每位有幸閱讀到此書的朋友。

這三百六十五天中的每日靜心主題引導像是一雙大翅膀，以謹慎的結構以及豐富的經驗，引導我們一天一點點，回到對自身的信任與愛當中。

而藉由這個一天一點點，一年後將造就怎麼樣更高更好的自己呢？

讓我們給自己一場長達三百六十五天的自愛計畫，一天儲存一點點山海，一年後，面見更高更好的自己與未來。

深深感恩與祝福。

——幸福守門人　Nina

靜心，是一年三百六十五天的日常練習，也是生命谷底時拯救自我的契機。

藉由作者透過一次與死神擦身而過的經驗，將生命的沉澱精華轉化成這本書，告訴你：「要相信自己，你就是最好的你。」而隨著你的轉化，你可以轉化整個世界，然後整個世界也會回過頭來轉化你。

——華人網路心靈電台共同創辦人　**安一心**

在這本書裡，我感受到一股愛的能量頻率，作者用生命經驗而寫下每日溫暖的提醒。很適合我們早晨閱讀，開展美好的一天，非常推薦給想要在新的一年鍛鍊正念的朋友們！

——《366正念卡》作者　**李怡如Sangeeta**

前言

經過多年研究和精進的靜心練習，以及在數百日獨自閉關和參悟的過程裡，我發現了一個源源不絕的力量與希望的源頭，那就是：來自內在的大智慧。我對關聯性神經科學、焦慮、意識的內部運作等方面的熱中投入，還救了自己一命。

三十四歲時，我奇蹟似地在一場幾乎致命的車禍中存活下來。與死神擦身而過醒來之後，我展開一段痛苦的歷程。由於複雜的腦部創傷導致諸多感官功能喪失，我得重新建設自己的心智和曾經熟悉的一切。

靜坐改變了我，它是復原過程中極其重要的部分。面對嗅覺、味覺及部分視覺的喪失，我有難以言喻的悲痛，但面對無法理解的混沌人生，也啟動了徹底的慈悲心。我與自身的恐懼做朋友，發願要用專注、勇氣和自愛重拾平靜。我與悲傷結為盟友。透過靜坐的練習，我一步步恢復前行。

臨在，變成了我的超能力。

自從那次令人震驚又天翻地覆的意外事故後，我花了無數的時間會見許多神經科醫師、正念導師、神經科學領域的專家，以及古老智慧的導師。我成為私人培訓課程的教練，與各式各樣的總裁、創傷倖存者、身處特殊情況的一般民眾互動，這使我發現一件奇妙的事：我所發現無限大的智慧源頭，其他人也能同樣尋得。

練習正念以及把痛苦轉化成潛能，是我們每個人都有的能力。我經常看到客戶與內心的臨在產生連結，將療癒和希望帶進他們的生命裡。轉變需要莫大的勇氣。身處心靈、思維、呼吸的深層疆域可能會令人不知所措，要穿越那一片祕密的內心風景，難度十足。然而，那裡也可以是一處聖殿。

溫柔的自我慈悲，善待自己，是一項能習得的技巧，足以改變你智能中從靈魂到每個細胞的每一個原子。把痛苦轉化成潛能，如此微小的決定可以非常自然，成為照亮你生命的奇異恩典。我客戶之中有許多人曾經面臨難以置信的難關和震撼人心的悲劇，我就常對他們說，「當你滋養自己的靜心練習，你的靜心練習也會來滋養你。」

為療癒和轉變所做的靜心，並非著重在追求意念完美的專注，更重要的是讓自己投身於潛能的神奇力量中。充滿正念及自我觀照的精進生活，能讓你的直覺跳脫各種制約而獲得自由。你的意識正踏上一場偉大的冒險，以體現你存在的本質。既沒有正確的路，也沒有任何測試。

你就是最好的你。你想要感到安全，想要擁有希望、喜樂或慈悲，這個簡單又神聖的願望，有具足的力量可以讓體內的神經化學發生優雅、正向、持續的改變。你邁向療癒之路的勇氣中蘊含潛在的能量。你的存在，就是奇蹟。

當你的內在世界隨著靜心而轉化，奇妙的事會開始發生。你內心的磁場可以隨著意念而擴展或縮小，這是測量得出來的。體內會以飛快的速度，把資訊傳輸到另一端的神經迴路，變得更加有效率。當你逐漸成為更有覺知的人，神經系統就會啟動一個深奧且完全符合科學的作用：活化一種稱為「情緒傳染」的神經現象。換句話說，像每日冥想靜坐數分鐘這麼簡單的練習，可以維持你的健康、活力和充滿靈性的覺知，並且用全新的希望觸動你生命的一切。隨著你的轉化，你可以轉化整個世界，然後整個世界也會回過頭來轉化你。

要相信自己。明瞭我們外在的處境會出現種種困難，既不可解也不安逸，此時，內在的神聖空間會給予我們安慰。我之所以如此篤信這些溫和的靜坐、內省、自我肯定的練習，是基於個人的經驗見證到這份力量可以使不幸產生質變。藉由我的引導，客戶更換了事業跑道、把痛苦轉成願景，拓展他們的潛力，這種結果屢屢出現。我相信你內在的大智慧將引領你回家，回到自己；我也欽佩你的勇敢。

我心將與你同在。

沃西，史托克

對於智慧，我們的眼睛總是不停往外看，
心不停向外求，就是不看自己。
事實是，你的智慧已經存在，
它始終是你的一部分。

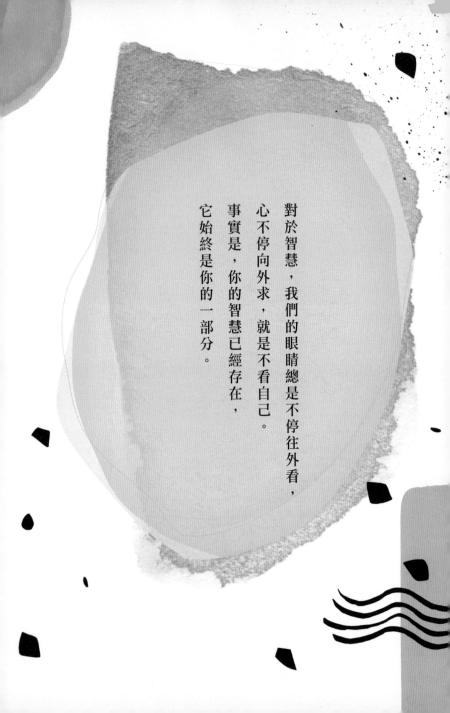

January

一月

1月1日

擁抱生命的無限可能

擁抱生命中的各種可能性。

在絕望中，我們可能無法意識到就在清醒的每一刻，身邊其實充滿無限的可能性。你可以善用思考力與慈悲心，轉身選擇面對各種可能。

當你敞開心扉迎接未來，你的過去將變成你立足的基礎，而不再是將意志力消磨殆盡的障礙。

記住：當你的痛苦愈大，可能性也會愈大。轉化的力量天生就深植於你的神經生物系統中，你的願力可以覆海移山。

不自我設限，就有無限可能。

1月2日

喚醒與生俱來的勇氣

喚醒你與生俱來的勇氣，讓它為生命注入正能量。與你勇者之心的溫柔力量相連結，使內心充盈且飽滿。

有時候，你也許會覺得自己脆弱到無法前行，這時可以利用深呼吸，感受存在的力量。

你會慶祝自己與生俱來的勇氣嗎？審視內心，意識到你是多麼勇敢。當我們發掘自身蘊藏的資源時，就能輕易產生力量。

1月3日

真正的療癒，是接受已經發生的事實

「接受」是療癒和轉變的關鍵。當你接受無法改變的事實，會覺察到深刻而平靜的存在。這種向內觀照及秉持正念的態度，也同時包含全然接受，會使你充滿希望，引領你注意到美。

練習接受過去的苦痛是重要的。然而，有時我們就是無法做到；若是如此，那麼就練習接受快樂吧！看看大自然的綠葉，或是喝杯清涼的水。

外在有有形的聖殿（教堂或廟宇），你的內在也有一座無形的聖殿（心殿），能連結到永恆的寧靜、平和及光所在的地方，那裡也是你的神性所在之處。當你學會接受，就能與溫暖的快樂同在，並且重建內在的聖殿，獲得內心的平靜。

1月4日

擴展你的覺知

通往擴展覺知的那扇大門，就位於內心的寧靜中，那裡也遠離了外界的喧囂和混亂。

暫停片刻，放慢呼吸，將自己調整到臨在的平和狀態，並對周遭有更清晰的覺察。此時，你會具有童真的好奇心，而不會被困在未雨綢繆的焦慮中。最終，困難將迎刃而解。

當你生活在擴展的覺知中，你將按下暫停鍵，體驗到一種深刻的平靜，退一步看待「忙碌」這件事。

找回你覺知的本質，就從一次一分鐘做起。

1月5日

散發溫暖的感染力

真誠的臨在，源自於我們對周遭發生的一切都能抱持慈悲的關注。散發溫暖就是善用優雅的波與粒子。你將意識到這股善意會蔓延到你所愛的人。你與他人互動所產生的感染力，源自真實的完整狀態，因為我們每個人都彼此連結，是生命共同體。你會明顯感受到溫柔與良善，這份溫暖也具有感染的魔力，每個見到你的人，都會覺得自己被重視、珍惜與認可。

你的內在光芒，就是能感動世界的存在。

1月6日

我是條川流不息的覺醒之河

我無限潛能和神祕意識的真正本質，是條川流不息的覺醒之河。我相信我的存在就是奇蹟。

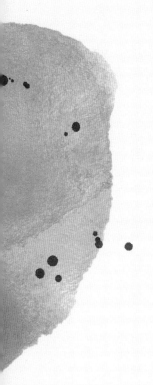

1月7日

如果不能改變，就試著擁抱吧！

人生充滿了變數。有時前行會充滿阻力，令人感到困難重重。在追尋快樂的同時，也往往伴隨著壓力。失落令人憂傷，恐懼總是來來去去。某些時候，我們會認為再也撐不下去，或無力再做嘗試。

活在當下，認清生命的變化無常，是接受未知的有力辦法。

你曾遭逢令人震驚的巨變嗎？又或許讓你欣喜的改變，也會造成出乎意料的責任重擔。

當感覺壓力大到快喘不過氣來時，想要逃離是很正常的。用平常心面對無法改變的變化，溫柔地放過自己。試著利用呼吸把專注力放在那個改變上。和緩的呼吸是通往平靜心靈的關鍵，當你專注呼吸的當下，大腦的絮叨將停止，心思也會不再紛亂。

1月8日

正面思考，由內而外提升正能量

持久的正面心態，是深刻內在力量的來源。久而久之，你的想法、感覺和認知所聚合的非凡力量，會成為巨大的資源。

也許你無法改變外在的處境，或減輕某個難關產生的煎熬，但研究證明，懷抱充滿愛、感激、喜樂與滿足等情緒，會直接影響你的生活品質。

我們不是為了逃離痛苦才培養正面心態。我們之所以採取正面積極的態度，是因為了解我們的健康快樂乃由正面思考決定。

1月9日

成為能珍愛他人的人

珍愛他人的冥想練習能帶來由衷喜樂。

雖然你神聖的存在是奠基於抽象意識中，但你此世生而為人的短暫經歷，則是為了與人共享溫暖而設計的。

人生在世，是為了被人珍愛，也為了珍惜我們所愛的人。

學習關愛的練習很簡單：把關懷的態度和發自內心的溫暖，傳遞給你遇見的每一個人，不論是你的家人同事，或是商店的店員。把珍貴的事物銘記在心，也慶祝你為此生帶來的幸福。

1月10日

進入內在聖殿

想像你進入自己很深很深的內在，能連結到你的神聖空間，那裡就是你的內在聖殿，是你心靈的教堂或廟宇。

但想要到達內在聖殿，你必須先將自己從外在環境的嘈雜擾攘中抽離，找到深藏你內心深處的無限寧靜。當你明瞭這個神奇的地方時時刻刻都存於你的內心，就能在你極其焦慮或痛苦時，引領你回家——自我修復，重新振作精神。

回到內在的聖殿中，我們就能療癒自己。這處心靈聖所，就是你原始智慧源頭的永存之處；它是你存在的核心，在此，你的真我與萬物和諧，將交融為一。

1月11日

你，自帶光芒

我真正本性的光芒，是原始智慧的永恆泉源，隨時都唾手可得。

1月12日

人生的智慧，在於往內看向內求

要找到智慧，我們可以往內心探尋。通常人們會自他處尋找，或認為要靠他人的幫助才能獲得這項非凡的特質。我們的眼睛不停往外看，心不停向外求，就是不看自己。

事實是，你的智慧已經存在，它始終是你的一部分，我們只須回歸到自己的本性。當你應用本能的智慧，優雅的覺醒就會賦予你力量。

1月13日

喚醒心靈深處的力量

想要深入理解自身與力量的連結，首先要承認現在你體內感覺強大的那個部分。先花點時間來辨識我們感到強大的地方，因為力量總是潛藏在我們的內心深處。

縱使出現脆弱、恐懼或焦慮的感受，你內心的力量一直都在；即使這些負面情緒不斷來襲，你的生命內力也依然安在。

你人格中堅強的部分可以克服怯懦的弱點，它將引領你至內在聖殿，進入全新的覺醒境地。

你要相信自己會徹底脫胎換骨，能優雅且持久激發無限的潛能。

1月14日

自造快樂

想像快樂就是你的天性與本質，這種快樂有如氣勢磅礴的瀑布從山間傾瀉而下，源源不絕又澎湃地流動著。

與其尋找變快樂的理由，不如用個極端的概念來實驗，那就是：快樂，其實不需要任何理由。

你或許自認為無法感受到快樂，如果是這樣，那也無妨，先從慢慢練習開始吧！

花一分鐘讓自己完全沉浸在快樂中，然後再進階到兩分鐘。到最後，連續一個小時維持喜樂之心對你來說也會不費吹灰之力。你將發現，幸福快樂不會去要求任何人刻意去做什麼。快樂就是它自己，而你就是那閃耀著光芒的快樂。

1月15日

善待別人，也要善待自己

心懷深切的慈悲，是你可以贈予自己與他人最珍貴的禮物之一；慈悲就是一帖良藥。

慈悲經常被誤與「同情」混為一談。事實上，慈悲是溫柔但有力的意識，對人世間固有且持久的脆弱無助會寄予真摯的關懷。有意識地心懷慈悲，會改變你的人生，它能自然帶來解脫，同時撫慰心智。

感受你內心的溫柔。在面對自身的缺點與局限時不帶任何批判或怒氣，也不需拒絕痛苦。請你對「善待自己」這件事保持清醒的專注力。

1月16日

允許悲傷，讓愛療癒一切

任何伴隨巨大悲傷而進行的神聖之旅，都是一次深刻的個人歷程，就像一場會把人完全吞噬的暴風雨。然而在某些時刻，我們可能又會覺得自己沉浸在一種神祕而永恆的靜謐裡。

哀傷是條曲折的道路。儘管我們滿懷傷痛，但仍保有非凡的覺知；即使身處極度的苦痛中，我們的情緒智能依然活在現實，活在當下。

也許我們亟欲逃離苦難，但安於當下的練習能讓我們擁抱哀傷。敞開胸懷，接納蘊藏於大智慧的珍寶。以良善慰藉哀慟，相信從容沉穩的愛會具有神奇的療癒力。

1月17日

超越羞愧

我神聖的智慧可以輕易轉化羞愧。

藉由每次的呼吸，我都能感受到可能性的力量，並強化我的內心世界。

1月18日

真正的寬恕，來自原諒自己

你的選擇曾傷害過他人嗎？想獲得最有效的寬恕，就是找回內心的平靜和自由。

當我們能敞開心扉接受抉擇所產生的影響，或者承認自身因拙於言辭而對他人造成傷害時，我們可以在傷口上溫柔地塗抹名為「慈悲」的良藥。

一旦你清楚意識到自己做出傷及他人的行為，你可以善用這分覺察力，勇敢面對不完美的自己，不逃避內心自責的反應，而是下定決心，將寬恕帶進你心中。

你的所有一切扎根於強大、當下及溫暖的內心。請帶著愛來原諒自己。

1月19日

你的潛能無限大

許多人相信自己此生來到這世上，是為了追求更高層次的靈性，事實上恰好相反，我們生而為人並非為了提升靈性，而是要利用靈性體驗人生。

靈性（spiritual）這個單字源自拉丁文的「spiritus」，意思是「呼吸」。身心靈整合是實現全人生命的正道，「體現」（透過身體來經驗生命）則是進行一場修持的煉金術之旅。你此生是為了成為「真正的人」，為了在有形且世俗的人生發揮無限的潛能。

那麼，該怎麼做呢？你可以過著清醒且有自覺的人生，並充分展現你與生俱來的天賦。靈性就是你神聖的引擎，它將推動你寶貴的形體穿越時空，感受身處於混亂的美好。

今天，就喚醒你內心的力量！

1月20日

與憤怒共處

憤怒，是種原始且會持續一段時間的情緒，它是生命力的關鍵，也是神聖奧妙的臨在不可或缺的一部分。

當你義憤填膺時，這種肆無忌憚的情緒，可以是你的保護者、盟友，又或是你意想不到的最佳夥伴。

覺知會巧妙地要我們留意向覺醒人生傳達信息的各種情緒。當憤怒來襲，將它視為一位易容扮裝的友善使者。那些常令人心生激動與抗拒的情緒，其實正是心靈煉金的材料。

與這股能量做朋友，傾聽它的智慧之聲，你無須逃離。

1月21日

挫折是前行的動力

當一件讓人生幡然改變的大事讓你感到崩潰，世界瞬間瓦解時，感覺不知所措和難以承受是必然的。

這時你的任務是勇敢面對已然崩塌毀壞的一切，正面迎戰。

在這段彷彿暫停的時間裡，在這個他人未曾體驗，也無法理解的人生經歷中，仍有一股神祕且靈性的力量在指引你。你會變得更睿智，並充分激發神聖的智能，使你大膽突破自我設限。

記住：你總是不停地向前邁進，以期進入更恢宏的下一個人生階段。投身靈性的探索，用你的願力讓好事不斷發生。

1月22日

體現無垠的喜樂

我的身體就是此世無盡喜樂、宇宙永恆希望的來源。我能輕易與我所有的源頭產生連結。

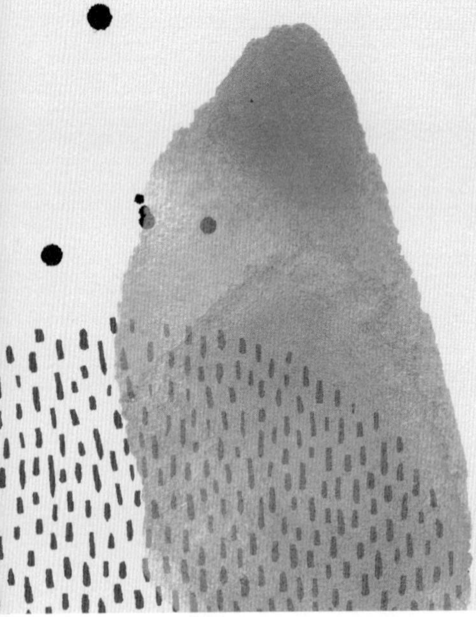

1月23日

喚醒好奇心

當你的好奇勝過畏懼時，這股好奇心將成為引領你通往徹底覺醒的一道門。

抱持探究的態度，能把深不可測的苦痛轉化為愛。以深植於虔敬生活中的無畏精神迎向未知。衷心接納所有事物的可能性，對自己承諾，在繼續神祕之旅的航行時，都要對奇蹟保持警醒，相信奇蹟終會發生。

1月24日

眼淚蘊含智慧寶石

覺醒並不意味你會永遠快樂，也無法保證你能幸福一輩子。

然而，生活在覺醒的真理之中，代表你能義無反顧地去愛，無須擔心誰會離去或留下；你不會再害怕傷痛。

覺醒代表你能與時間法則和平共處，相信自己可以從痛苦中不斷產生重生的力量。你也確信此生是短暫的，只是一座建築於須臾和無常海岸上的沙堡。

用你眼淚中所蘊含的智慧寶石創作生命的藝術。

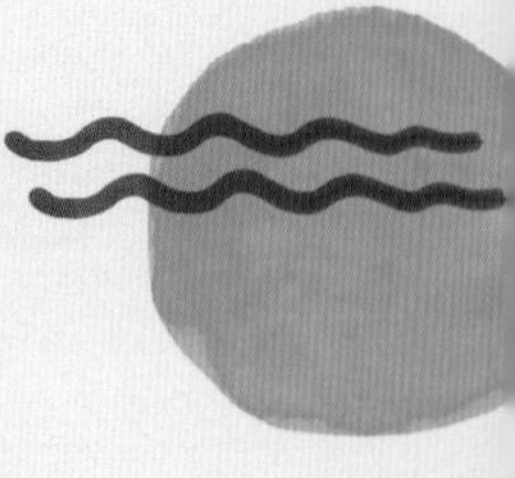

1月25日

善待你的內在破壞者

你的內在破壞者是個聰明但誤入歧途的聲音，它會不請自來，阻礙我們擁有應得或夢想的東西。

盡可能溫柔地善待自己。想消除內心所有不安是不可能的。無論你多善於消弭喋喋不休的自我批判，更多惱人的雜音還是會在腦海裡持續湧現。

那麼，該如何削弱這位破壞者的攻擊力呢？方法就是：對自己好一點。善用你內在的整控力，讓錯誤的經驗變成動力，與震耳欲聾的自我批判做朋友，用慈悲、疼惜的眼光溫柔地看待內在破壞者。

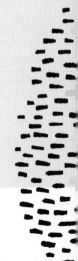

1月26日

你的自信就是你的光

我們無法避免痛苦，但可以學習如何掌控它。我們無法逃避心碎，但可以培育我們寶貴的心靈恢復健康。我們無法消除所有疑慮，但即使面對挫折，我們仍能信心十足。

在面臨意想不到的脆弱與絕望時，我們也要保持信念，這股信念裡藏有你尚未開發的智慧，那裡有自信的神祕源泉。

蘊含在你信念中的智慧散發出微光，那道光芒就是指南針。相信自己一定會成為你想成為的自己。

1月27日

向愛道歉，讓愛重來

你是否會拒絕充滿善意的人所給予你的關愛呢？也許，現在是該對愛說抱歉的時候了。

這是什麼意思呢？與其向他人致歉，或要求對不起你的人向你道歉，請想像你正與愛的廣闊能量互動著。

找個讓你感到安全和舒服的地方，允許自己在夢想和缺憾之中脆弱。就在這裡，在覺醒的神聖臨在中，向你曾拒絕的愛道歉，並用願力讓愛重回身邊。

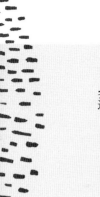

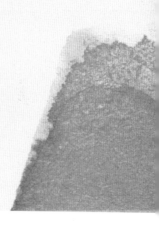

1月28日

走出被拋棄的傷痛

無論我們處在人生旅程的哪一個階段，療癒被拋棄的創傷都是種非凡且具有修復性的和解行為。

我們與世間的萬事萬物相連，是屬於彼此的生命共同體。被遺棄的心渴望回家，即使是最複雜、最難解的傷痛，也無法擊敗這種人類神聖本性中與生俱來的能力。

不幸使人心碎，被孤立與遺忘也會令人感到心痛。這些打擊確實帶來苦痛，但也會使我們成長。讓內心那條充滿愛的河流，以流水帶走每次的傷害。

1月29日

信念即力量

信念中蘊藏的無窮智慧，是我神聖使命的源泉。

每當情況超乎我的理解時，我會保持有意識的臨在。

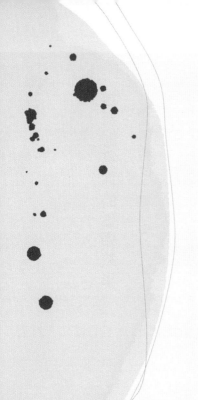

1月30日

重新編寫你的孤獨故事

我們常聽說，靈性與個人的自主性有關，又或是當你愈有覺知，就愈不需要他人。

事實上，人生在世並不是一條孤獨的道路。透過彼此共同的經驗與人際關係找出生命意義實屬珍貴，因為我們都是有情眾生。

那麼，我們該如何消除寂寞？又要如何遠離過度孤獨的痛苦？建議你可以做些新的嘗試。

拋開那些會妨礙你建立和諧人際關係的過時想法，把時間投資在「愛」的貨幣上。

想要解決孤單寂寞，就從改變你的人際相處方式開始。

1月31日

不論大成功或小成就，都要為自己慶祝

我們常會在自己犯錯或不夠好的地方鑽牛角尖，而跳脫這種負面思維惡性循環的處方，就是慶祝每一次的成功。

以慈悲之心肯定自己過往的成就，無論那些是大成功或小成就，又或只是邁出微不足道的一小步，這樣做都是積極且勇敢愛自己的表現。

允許自己感受持久而真實的快樂。抱持「超前療癒」（專注於療癒未來，而不是解決過去的創傷）的想法，能讓你活出全新的自己，啟發更多的潛能。

利用慶祝成功、力挺自己的方式，就能擴展覺知。

追求完美就像發著低燒，

你幾乎不會感覺到它的影響力，

直到你的健康狀況已經惡化至不可控的地步。

別再期待完美吧！這是不可能的事。

February

二月

2月1日

回到有意識的臨在狀態

面臨緊張的情況或困難的處境，會使人習慣性地焦慮不安，失去耐性。我們必須理解，這種隨時想逃離當下的習慣，會使我們放棄練習該如何處於臨在狀態。

來做個實驗，學習如何有意識地回到當下。在每天的生活中，找一個例行公事來做這個練習，把你所有的注意力都放在上面，讓每個動作甚至呼吸，都全然臨在。重拾你當下的力量，與生命如是的樣貌保持親密接觸。

臨在的練習可以增強耐力，是幫助我們轉化與精進的燃料，也能滋養你與自己的關係。

2月2日

巧妙的智慧

我們總是告訴自己，我們不夠聰明。在不知不覺中，這樣的想法破壞了潛藏於身體每個細胞中的巧妙智慧。

我們的內在擁有卓越非凡的天賦，但我們卻從未意識到它的存在。深植於你天性中的神祕意識，其宏偉壯闊並不亞於黎明時分日出的神聖溫暖。

改變你的思維模式。你可以與痛苦的關係和解。你擁有活躍的潛能。

對自己承諾會重視內心的巧妙智慧，窮盡一生去欣賞它的完美之美。

2月3日

明亮之心

在你明亮閃耀的心智中，充滿無限的覺知，它總能意識到自己處於一個無邊無際的廣闊空間裡。你會感受到無拘無束的自由，你獲得智慧的途徑也永遠存在。

花點時間，與你不朽的意識以及獲得的啟發產生連結。有什麼事令你煩惱嗎？向你的明亮之心求解吧！恐懼使你分心嗎？重回明亮之心吧！我們無須到任何地方，就能讓心回歸光明。

2月4日

成為見證者

我們的日常生活充滿忙不完的約會、行程，也背負許多期望，凡此種種都會使我們感到疲累不堪。生活宛如一條我們無力阻斷的激流，不停推著我們急速前進。

現在，就把喜悅之情帶進你長串的洗衣清單、待辦事項、雜務工作及日常瑣事之中，帶著覺知地看著自己與忙亂共舞。當個見證者，以充滿善意和關切的注意力，把此生視為參與各種日常活動的機會，就像雜技演員為了精彩表演而需接受訓練一樣。

生活處處皆藝術。生命就是禮物。

2月5日

靈性的意識之流

意識可比擬為河流，它包括了我們的感受、知覺、思考和情緒。而我們常犯的一種錯誤，就是固執、不知變通。

當你進入靈性的意識河流中，會發現它就像水，總是知道該流向何處，一如你廣闊浩瀚的臨在也是如此。

我們此生的目的就是為了轉變。我們是身體會不斷產生變化的生物，肉體可以再生，也能散發智慧，還擁有無限的心靈智能。

相信自己能與此生同步前進。未來難免產生新的苦痛，每次的磨難也產生許多可能性。讓自己成為那條意識的河流，相信它是能指引你前行的指南針。

2月6日

覺醒是自我改變的原力

覺醒是一種巨大的內在力量，擁有這種力量，一切外來的負面能量都不能真正將你擊敗，你依然能保持內心的平靜，因為你知道，沒有什麼能奪走你內在的珍寶，使你失去人生的意義與方向。

踏上覺醒之路的你是勇敢的。你知道人生中什麼是重要的，不會被外界環境、世俗眼光或偶然的機遇所迷惑。你與眾不同的想法和真心期盼的目標，是通往喜樂的門戶。

或許你不被允許展現真實的本性，在這種情況下，你可以試著召喚心中確實存在的韌性。擁抱這股恆毅力，反擊漠視你的任何事物。你覺醒的本性將激發勇氣，摧毀虛假。

2月7日

唯有愛，能消除你的焦慮

消除焦慮的情緒，不等於消滅、戰勝或壓抑擔憂。當你抱持慈悲心專注於焦慮的情緒，就是選擇擁抱痛苦。

用溫柔的企盼，允許焦慮到來，並讓它就此停留。與其費盡心力去消滅天性中需要發揮良善的那一面，不如承認並接受這種不舒服的感覺，就像是與你親愛的老友共處。

雖然這樣做有違直覺，但勇敢面對你渴望逃避的事物，將激發你臣服各種可能性的能力。真正的慈悲，是自我疼惜，接納生命的陰影，擁抱自己的不完美。

唯有你的愛，才能充分化解焦慮。

2月8日

心懷感恩

沒有人能免於思想貧乏的毒害，然而專注於匱乏只會加深我們的苦痛。

感恩是能跳脫痛苦的一帖療癒良藥。練習感恩有助於你專注正念，讓覺知重回豐富多樣的可能性之中。

我們的注意力去向何方，能量就會流向那裡。當你有意識地細細品味時，你會愈來愈熟悉感恩為你的心所帶來的感覺和力量，你的生命也會更容易轉變。雖然你無法消除苦痛，但你可以提升覺知，保護光明之心不受習慣性的無知與偏見影響。

所謂的「意識」就是察覺到自身的潛能。而你就是意識，即使是最微小的奇蹟也值得慶祝。

2月9日

擁抱無常的勇氣

我願接受生命中神聖的無常，並以全新的眼光來面對這種體悟。我要創造意義，追求快樂，欣賞人類共有的脆弱之處。

2月10日

虔敬的心

覺醒的心充滿虔敬，滿溢溫暖。

虔敬可能會被誤認為軟弱，或者膚淺地被歸類為奴役，但它並非如此。虔敬的心完全有能力慷慨給予、瘋狂去愛，相信強烈而溫柔的喜樂具有復原力，並且充滿崇高的希望。隨著時間和練習，你將學會如何善用這份殊勝。

2月11日

展現仁慈，以柔克剛

每當我們付出仁慈，即是以表達情感的方式，展現每個人內心都具有的神聖火花。

對自己仁慈，就是讓不曾愛自己的你對自己好一點。真正的仁慈是不受羈絆、無拘無束的。面對困難時，這種善意是一種勇敢的行為，體現了堅定的奉獻精神。

你總是逃避自己或他人的缺點嗎？大膽展現仁慈吧。全心全意去愛這世上共同的人性，這樣做也能以柔克剛。

2月12日

安定的加持

安定（stillness）是靜默（silence）的智慧夥伴，然而令人分心的生活節奏，使我們無法獲得任何一種智慧。

在每一場風暴的中心，都有一種持久恆常的遼闊；表面看來風平浪靜的事物，實則在引導你的創造力。你可以隨時透過你的心靈之眼，想像有條靜止不動的光明之河，散發安定的力量，繼而引領你重回平靜。

雖然你可能無法覺察到安定，但它存在的規模，卻與混亂的程度相等，甚至有過之而無不及。

若你無法想像安定的力量，無須擔心。邀請平靜進入你有意識的心智中吧！

2月13日

與富足同行

富足狀態是一種健康、安適又愜意的生活體驗。為了與你深刻的豐盛富足感受保持一致，首先你必須確定，這種富足能否帶給你安全美好的感覺。比方說，是否有一段友誼或是與所愛之人的關係，能增強你的自信？在你的職涯中，是否有特別讓你具有安全感的工作領域？又或者你會定期到健身房運動，強化體力打造身體。

由於我們體會富足的方式可以有無數種來源，只要有一個證據，能證明你真的幸福就夠了。

珍惜這件可貴的事情，享受美好的人生體驗，你就能與富足同行。

2月14日

停止期待完美

你會專心致意地屏息以待，等一切都臻於完美，才允許自己感到快樂嗎？你是否認為當你某日早晨醒來，所有問題就都迎刃而解呢？追求完美就像發著低燒，你幾乎不會感覺到它的影響力，直到你的健康狀況已經惡化至不可控的地步。

別再期待完美吧！這是不可能的事。愛上不可預測又無序的神祕之舞，你的宇宙天性並不會被人性的混亂所干擾。

擁抱此生，隨遇而安，快樂和平靜的感覺才會真正降臨。

2月15日

肯定自己的創意天賦

每個人都是藝術家。你的生命，就是卓越非凡且創意十足的存在。無論你是否認為自己是創新的思考者，事實上你每天都用開創性的思維生活著。療癒需要創意，轉化也需要創意。你具有獨特靈巧的創意天賦，這是無庸置疑的。

透過肯定自身的天賦，找到自信和靈感，進而在日常生活中盡情發揮創造力，你將更容易感到快樂。

2月16日

擁抱脆弱，你會更堅強

被脆弱所激發勇於轉變的力量，是我們與自己、他人及這世界建立親密關係的助力。

我們經常被鼓勵與他人分享自身的脆弱，這是一種希望自己能被看見的原始本能。假如你可以從內心練習脆弱，結果會如何呢？

練習辨識情緒，允許自己脆弱是充滿勇氣、富有力量的狀態，請誠實面對內在的聲音，珍惜深藏內心的脆弱。

不是每種內心的掙扎與變化都要對他人訴說，你可以像對待好友一樣自我疼惜。面對真相也要以更有智慧與客觀的角度看待。當我們學習與痛苦共處，才能給自己關愛。

2月17日

與人連結的刻意練習

人際關係對我們的身體健康極為重要，對心靈探索的旅程亦是如此。事實上，你的神祕天性會驅使你與人產生連結，藉此你的親密之旅得以拓展、進化，並為你的世界帶來意義。

每個人內心都渴求友誼，否則長此以往，孤獨將破壞免疫系統。我們的精神或肉體，都不是為孤獨寂寞而設計的。

你致力於學習如何去愛、如何與人交往、如何有意識地與人產生連結，都將會是你此生最重要的功課。

與人連結，共創美好。喚醒你的決心，盡己所能，盡力而為。

2月18日

留意負面思考

隨著辨識負面思考的能力愈趨熟練，我珍惜自己在平衡「誇張妄想」與「愛自己」這兩者間，所做的每一份努力。

2月19日

為衝突預留空間

厭惡與人產生衝突，只會導致更多或更激烈的衝突，我們也無法避免或保護自己不受必然會出現的緊張狀態影響。

解決困難與誤會的良方，就是選擇轉念。發揮你廣闊無邊的好奇心，往內在探尋，為自省騰出一方空間，把衝突轉化成發現之旅，最終你會將分歧視為親密的機會。為未知預留空間，以不屈不撓的勇氣尋求決心。

2月20日

全然接受這個世界

儘管這個世界令人難以接受，但它可以成為你的避難所。當你有需要時，它就在那裡。

練習活在當下，安處於回歸自我的道路。你隨遇而安的天性，會隨著時間逐漸擴展至對人生感到無盡的喜樂。你會明白生活中充滿不確定性，學習擁抱無常、允許無常，就能找回平靜的自己。

當你全然相信自己就是神聖的智慧，會體悟到徹底接受並不只是意味著痛苦，它同時也代表內在良善的存在。練習接受快樂吧！

2月21日

困難是禮物

艱鉅的難關會劫持我們的思考能力，以無止境的混亂分散我們的注意力。這種痛苦是顯而易見的，也沒有立即的解方。我們清醒時都會被擔憂和焦慮所吞噬。

沒有任何事比無法解決或難以面對的困境更艱辛了，渴求能早日解脫是很自然的。接下來，試著注意這個困難如何讓你身陷其中而無法自拔，也觀察它如何喚醒你回到臨在狀態。

你遇到的每一種困難都是生命中的禮物，無論那是什麼難題，都接納它。與其抗拒，不如隨順前行。

2月22日

歡迎你的靈魂回家

我們常認為靈魂存在於其他地方，在永恆的空間裡遨遊。事實上，你的靈魂永遠都在你本體（being）的中心，完全醒覺。你天性中的恆久光明從未遠離，它始終歡迎你的靈魂回歸生活。敞開你的心扉，相信無量智慧中的每個原子，正等著你認同自己就是無限可能性中不可或缺的一部分。

無須追求你的靈魂，而是明白它從未離開。

2月23日

覺醒的心

花點時間觀照你的內心。你可以把手放在心上，去感受你在生命力中永存且持續的脈動。你的覺知就安住於此，就在深沉而持久的寧靜之中。你將被喚醒，來到充滿韌性、包容與溫柔之處。

你的呼吸也在呼吸著你，你很安全。你以你與萬物、整體、完整的關係為中心。你正開啟一扇通往最複雜意識的大門；在那裡，物質和非物質自我的每一個面向，都是受歡迎的，並與和諧、親密、和平有所交集。

覺醒之路是一條需要內心獲得「意感」（felt sense）的道路。「意感」是生命自覺的核心，當你靜下心來，嘗試更全面去領會一個問題或情況時就會出現這種感覺。這有別於你慣常的情緒或想法，它不會令你卡住或思緒紛亂，而會突然產生新的想法或觀點。

如果你曾因此生的境遇而心碎，你必須理解，心不只是為了復原而設計。心擁有卓越的智慧，只要你一息尚存並擁有呼吸的力量，你的心就能不斷重生。

2月24日

無須抗拒，無所畏懼

當你意識到生命中的任何事物，都可以被親密關係、關懷和意識所掌控時，就會發現終極的自由。

你的自信、你與生俱來掌控內心想法的能力、冥想的基礎，以及「你是誰」這個深刻且無限的真相，凡此種種都會增加你全然接受萬事萬物的喜悅。你的成功不再與解決一道又一道的難題有關；相反地，你最大的成就是來自於你明白有些困難仍然存在，而有些阻礙終將消失；你神聖的生命場域就是個會移動的謎題。

你，無所畏懼。

2月25日

釋放疑慮

釋放你對自身內在力量的疑慮，透過每一次呼吸加深自己的歸屬感。在不安與恐懼的波濤侵襲下，試著感受內心寧靜的力量。

你存在的真正本質是充滿覺知、富有活力且自由的；花點時間感受這是一場你可以見證和觸及的優雅諧振之舞。

藉由心智的專注、呼吸的力量，以及覺醒且真誠的臨在，你可以心存善意來替代疑慮，進而安處在充滿光明、理解和溫柔的連結中。

2月26日

你本來就圓滿無缺

你既是肉身，也是非肉身的存在，你溫柔的生命充滿無限潛能。也許你已經習慣相信，自己終有一天會抵達一個從此不再經受苦難折磨之處；又或者會有人教你，如何利用冥想遠離苦難與困厄。然而踏上靈性覺醒之路，需要以非常不同的觀點加以看待。

你珍貴的智慧無法消除痛苦，但你的冥想覺知可以幫助你戰勝每一種恐懼。你可以用悲喜與共的親密同在感與自己和他人相處。你感受到的焦慮可以成為受歡迎的訪客，亦能成為臨在的導師。

你本來就圓滿無缺。療癒，就是揭露深藏於內在的完整自我。

你不斷在進化

2月27日

你的身體被設計成一個信使。你肉身的形體是顆閃爍的寶石，就如同從宇宙所化身的媒介，在物質世界裡移動。

你一直在進化中。你所行進的道路是設計用來保護及告知你，並將你轉化為與形體和平共存的方式。

進化並非總是愉悅的，我們會產生焦慮、恐懼及痛苦的感受就是明證。但這些負面感覺也不是永久常存的，我們永遠都會經歷新的體驗。你正在進化，你此生就是為蛻變而來。

2月28日

別和想法為敵

別和你的想法為敵。你的思想正等待你為它指引方向，以朝向你的夢想與真正的源頭前行。

當我們深入探尋內心的想法，就會擁有其他生物無法有意識達到的和諧狀態。在這個充滿創意的旅途中，你可以駕馭你的生命力和智慧，釋放它的原始力量來保護你、滋養你，並賦予你從一開始就知道的一切力量。

你的思想就像棱鏡，能反射出不斷閃爍變化，但仍富有秩序之美的光芒、關係和意識。

2月29日

深入寧靜的力量

當改變令你感到挫折，或讓你遭受誤解時，請記住，所有將你帶到此刻的一切都與你的內心世界相連，即使是在你已經忘記這個偉大真理的時刻亦是如此。

每日靜心練習的可貴之處，在於發現自己始終與永恆的寧靜同在，就如同置身於海洋的最深處，海浪、洋流、風都在極其遙遠的彼方，你只能聽見自己的沉默和神聖的回聲。

當你學會掌握和鍛鍊內心深藏的力量時，平靜才會降臨。潛入更深遠、更沉寂之處，就能進入你臨在的寧靜力量。

光把「愛」掛在嘴上是不夠的。
「把愛付諸實際行動」跟「把愛說出來」一樣，
都能展現愛的珍貴和付出。
「愛」是動詞，行動是愛的最好證明。

March

三月

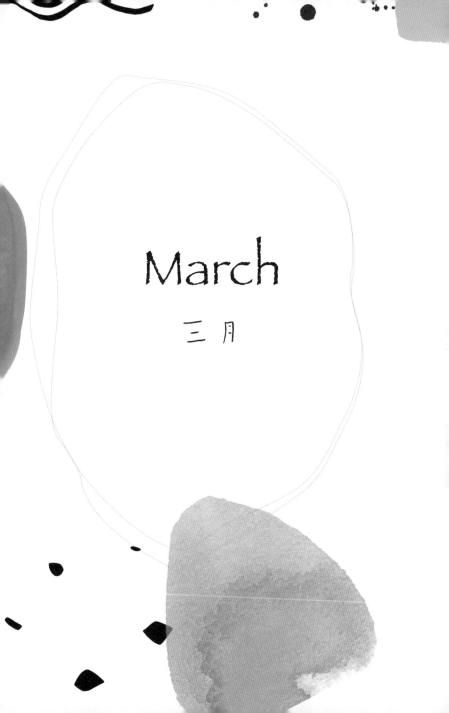

3月1日

練習發自內心的微笑

每個微笑都展現獨特的外在特徵，也反映出你靈魂的組成。一個自然而快樂的微笑，會呈現遠超乎你認識的自己。

微笑永遠是一個人身上最美好的東西。當你發自內心微笑時，專注將那份存在的喜悅，延伸至你內在視界（inner vision）所感知的快樂上，你的存在就可以為周遭帶來溫暖。

衷心的微笑還會協助你察覺身體裡特定部位阻塞的情緒毒素或負能量，這是種與眾不同的身心清理法，能提升你內在生命的能量。

研究發現，我們能在短短數秒內讀懂一個人的表情。用神聖之光轉化自己，練習發自內心的微笑，讓笑容從心出發。

3月2日

藏在「焦慮」裡的智慧

有時，我們愈努力消除焦慮，就愈難逃避我們期望克服的不安。並非所有焦慮都是負面的，智慧也無所不在。健康的焦慮是你築夢的戰友，你內心感受到的緊張能量，其實是在提醒你：**你深切熱愛著生活**。

下次當你感到焦慮時，稍停片刻探詢內心，問問自己：焦慮能否達成我想成功的願望，還是會妨礙我實現夢想的能力？我的焦慮正試圖告訴我什麼呢？

只要具有體驗焦慮的智慧，就能擁有走出焦慮的智慧。

3月3日

回到源頭

自我實現並不需要多年苦練，此刻，你就能毫不費力地揭開你被誤解的真實本性的面紗。

朝心靈的源頭奮力前行，發揮你擁有無限自我的內在力量。這裡沒有第三者介入其中，意識就是你真正的伴侶。你對絕對真理的懷疑，是你唯一面對的真正困難。

你始終都知道該怎麼做才能擺脫虛空，如何才能讓人生充滿意義與希望。

3月4日

認識和諧，選擇自在

我正在學習認識和諧，也盡可能選擇與自在共處。

3月5日

保持樂觀的練習

持續保持樂觀，是一種重要且充滿關懷的方式，能讓你力挺自己，也照護你的身心靈健康。

當我們練習不需任何理由就能感到積極或快樂，並且發自內心真誠地這樣做時，就能打破消極思維的慣性模式，讓你的內在本性發揮最大的效益。

這樣做並不代表痛苦會消失，或者阻礙能被移除。但常保正向樂觀的能力，將讓你獲得永恆而持久的喜樂。

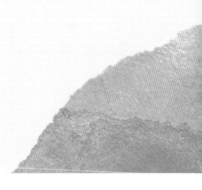

3月6日

實踐慷慨之道

請你選擇表現慷慨的行為。

我們會因生活處境的艱難與面對各種挑戰而感到精疲力盡，變得冷漠無情，心胸狹隘，失去希望與信心。此時，我們很難展現同情心，更遑論善待自己和他人。

從心開始，進行內在革命，找到「你是誰」的真正答案。將無私的仁慈當作一份無限的禮物，送給你生命中的每個人。

今天一整天，都不要在意你付出的善意是否得到回報，也無須在乎是否有人注意到你的寬容。重要的是，在你心中點燃熾熱之火，它將自帶光芒。

3月7日

苦痛是道

當我們面對苦痛時，也就是面對自己的脆弱，此時我們的本能往往選擇逃避。

雖然我們費盡心思抗拒，或渴望能逃開這種如困在幽深黑洞般的驚懼感受，但這麼做只會讓痛苦更強大。從另一個角度來看，這其實是個可以練習臨在的好機會，因為生命的艱難處境最能啟迪我們的心靈與思想。

心懷慈悲地擁抱苦痛是仁慈的行為，唯有勇者才能以溫柔的善意承擔痛苦。這是深具挑戰的時刻，也是自我成長與意識轉化的最佳契機。

允許痛苦的力量打開你的內心，裡面還有更多的寶藏等待你去探尋。

3月8日

與懊悔和好

你在懊悔上度過的每一刻都是浪費時間。

坐下來，在一張空白紙的上方，寫上大大的兩字：「懊悔」。設定計時一分鐘，把你想到「懊悔」這個詞時就在腦海中浮現的任何東西，以及聯想到的所有事物，在六十秒內盡可能多寫一些。是失戀嗎？是工作上的疏失嗎？又或是在人生十字路口做了錯誤的選擇？在一分鐘之後，這張紙會寫滿你所有的失落，花點時間看看這一長串陌生又混亂的清單。

我們每個人都有一張這樣的清單。現在的問題是：你將如何重啟你的人生？首先，對自己承諾：從現在開始，別再讓懊悔俘虜你的心。讓自己自由吧！

3月9日

我已經夠好了

現在的我，已經夠好了。我值得擁有此生。

3月10日

練習絕對的臨在

你可能認為臨在是一種以被動或有限的方式來回應生活，但事實遠非如此。活在當下是一種靜心的專注行為，也會影響周遭的人。

你是否能放慢速度，換一種新的節奏過生活呢？

在此，我邀請你利用一整天來練習絕對的臨在。花點時間傾聽別人在說什麼、留意天空的顏色，用這樣的方式去感受生活。

3月11日

無盡的喜樂從未遠離

人們常認為無盡的喜樂是遙不可及且虛無縹緲的超凡境界，但這樣的想法並不正確。

通往無盡喜樂的大門，並非位於轉瞬即逝的遠方淨土，而是在你有形實體的光明之中。每種感覺都是一道門，每個瞬間都是一種邀請，能讓你跟與生俱來的本能連結，進而發現自然且無窮盡的喜樂。

你感受到的渴望，反映出一種有意識的覺知，那就是喜樂永駐內心。處在喜樂狀態，就是完全沉浸在宇宙智慧的海洋裡。你從未遠離無盡的喜樂。

3月12日

「愛」是動詞，行動就是愛的最佳證明

光把「愛」掛在嘴上是不夠的。愛既深刻又真摯，「把愛付諸實際行動」跟「把愛說出來」一樣，都能展現愛的珍貴和付出。

我們常忙著思考「愛」這個字代表的意義，而錯過了本該獲得的溫柔，因此我們的內心依舊荒蕪。

牽著某人的手，是一種展現愛的行為；問候他人的健康，代表溫暖的關懷；與人共享美味佳肴，具有存在的儀式感。

就讓你我臣服於充滿關愛的心吧！行動是愛的最佳證明，把你的愛變成動詞。

3月13日

斷捨離的心靈整理術

忙碌文化也許欺騙了你，讓你以為竭盡全力、超出負荷地辛勤賣命工作，就表示你會過得更好。但你的身體無法承受過勞，更何況待辦清單愈長，你就愈無法深思熟慮，無法做出更好的決定。

不妨停下忙碌的腳步，重拾內心的平靜，這件事沒有人能代勞。在回歸自我之前，我們必須奪回心靈空間，重獲自在寧靜。

首先，就從與任何跟你心靈無關的事物斷捨離開始。

3月14日

我生命中的一切都在同步進行中

我生命中的一切，都愈來愈符合我的本性。

3月15日

成為奇蹟戰士

下定決心當個奇蹟戰士吧！不管你的人生處境如何，或曾經歷過的悲傷和背叛，帶來多麼令人無力又崩潰的痛苦，從現在起，就用全新的眼光展望未來吧！

他人從你身上奪走的東西，可能再也無法找回，但此生沒有任何事物可以阻撓你把巨大的痛苦轉化成無窮可能性的能力。對自己承諾，你會接受每一個出現的奇蹟，你也無須向任何人證明什麼。

當你意識到自己是名奇蹟戰士時，這種信念是根植於一種堅不可摧、極其神祕的希望所帶來的勇氣，這股力量就是你的神聖之火。

3月16日

每種感受都是信使

你的身體、你的內心，以及你的想法，時時刻刻都受到外在環境的影響；而外在環境也用類似的方式來接收你的存在。

你是個具有意識的生命，生活在頻繁互動交流的生態系統裡，難免會產生無數的感受。許多人選擇用避免產生情緒來管控情緒；我們用食物壓抑情感，或藉由酒精和藥物予以淹沒。

假如你知道你的每一種感受都是一名信使，事情是不是就會不一樣呢？

練習溫柔傾聽的藝術，以真愛為安全帶，牢牢繫好你的幸福。

3月17日

順其自然

今天，我們可不可以就順其自然呢？換句話說，就是不要嘗試去改變任何東西。

當你無所事事，讓自己放空的時候，就可以享受這種臨在帶來的寧靜。留意看看是否有噪音令你惱怒？仔細感受那個噪音，但是不要試著去改變它，就讓它順其自然吧！

也許有人給了你一杯香醇濃郁的咖啡，就別再費心想讓這完美的時刻更盡善盡美了。改掉總想翻新人生經驗的習慣。

今天，是凡事都不需改變的一天。

3月18日

覺醒之舞

藉由與覺醒共舞，培養欣賞身處盎然活力中的能力。與其試圖強迫自己更加警覺，不如認清覺知會來來去去，而快樂的感覺也總是不停在改變。你無法改變無常，就像你也無法控制自己的覺醒要如何去看或如何感受。你的心靈本質編導了所有的人生經驗。鍛鍊你的心理韌性吧！事實上，你一直都在清醒覺知的狀態中，未曾睡去。

3月19日

善意是我的神聖良藥

善意就是我的良藥。無論身在何處，我都會盡力帶給別人溫暖。

3月20日

內心地圖並不等於實際疆域

在追尋真理的路上，渴望擁有方向是你的本能，而每個英雄的旅程都是始於執行一項任務。

你善於開疆闢土的精神就是最好的指南針。專注觀察這種進展過程，並培養你對勇氣的無比信心。你必須親自繪製人生旅程的地圖，因為唯有你才知道自己需要什麼。

只是，這一路上難免會遇到不可預測的險阻及難關。每個人都有他獨特的地圖或世界觀，沒有誰的地圖（個人認知）比別人的更「真實」或更「現實」。

請記住：迷路絕非代表失敗或軟弱，你體內的宇宙導航系統天生就具備自動修正的設計，相信你的直覺吧。

3月21日

你神奇的潛能無可限量

當你能夠溫柔地臣服於你此刻所感知的神聖意識時，你神祕存在所蘊含的無限潛能也會隨之活躍。

從你的靈魂到每個細胞，都有來自心靈智能的創意能量，而這股能量是你原始智慧的無限泉源。

請珍惜你能用真誠、有意識的願力來進行轉變；喚醒你的覺知，讓所有不真實的一切虛幻消失。你的人生體驗會因為全新的可能而綻放光芒。

3月22日

啟動心靈自癒力

有時，人生會在一瞬間就徹底崩潰瓦解。痛苦的經歷讓我們失去所熟悉的一切，可怕的絕望會消蝕我們的信仰。

當你覺得痛苦時，請試著在你輕柔的呼吸節奏中休息。面對無法預料的悲劇，你可以做出的適當回應，就是給自己充分的療癒時間。善待自己，無須心急。

就像大海在經歷暴風雨後，可以輕易恢復自然的潮汐節奏一樣，這股不可估量的力量同樣也推著你前行。

重生是一門神聖的藝術，雖然痛苦又漫長，但你終將突破人生，超越自我。

3月23日

接受別人的善意

當我們踏上自我療癒的旅程，想要走出人生傷痛，要知道自己是不可能獨立完成這個任務的。

相反地，我們必須練習接受信賴的人所給予的支持。換句話說，就是幫自己找一個療癒旅程上的盟友，這個志同道合的人可以是會讓你有安全感的好友、真誠的治療師、家人，或是另一半。一個真正關心你的人，絕不會在你無助或脆弱時拋棄你。

花點時間思考，溫柔地審視內心，然後自問：我是否接受了那些關愛我的人所給予的善意？

3月24日

與他人同在的神聖科學

回到臨在，可以使我們與跟自己有交集的那些人，進入一種神祕的和諧狀態。

矛盾的是，你的意識雖具有獨立自主的天性，卻又會本能地尋求依賴。外在環境會影響你，相對地，你充滿覺醒的獨道見解也會觸動周遭的一切。在許多方面，社會制約我們要成為獨立自主的個體，但其實那是錯誤的。你需要找回真正的歸屬感，因為你的心靈之路，必須與人產生連結。

相信與他人同在的非凡科學，我們原本就該生活在充滿真愛的人際關係裡。

3月25日

愛的語言

在愛的語言中，有許多方式可以表達發自內心的溫暖。當我們臣服於萬物是相依共存的道理時，這種體悟就具有療癒的力量。

讓我們想像不斷學習與自己及他人建立連結的可能性。用心體會並擁抱這個脆弱的新奇試煉，注意你的心將變得多麼柔軟。

藉由這個練習，溫和地對待生活，讓你的生活充滿虔敬，感受深藏在你愛裡無比浩瀚的力量。

3月26日

人生就是要乘風破浪

想擁有慈悲的人生，需要耐心駕馭改變的浪潮；如果不能改變事情的結果，就要改變自己的心態，縱使有疑慮，也要懷抱堅定不移的希望奮力前進。

潛藏在情緒波濤下的平靜，是暴風雨來臨時最佳的避風港。當我們拿出真正的勇氣面對困境，並非是要消除疑慮，而是選擇相信內心的願景。

人生路上所體悟的真諦，將使你充滿光輝的信念更加堅定。勇敢地乘風破浪，回到最真實的自己。

3月27日

立足於永恆中

在你利用心智思考和感受的慧眼裡，有一個定住在永恆的錨。

在你神聖且覺醒的內心裡，有一片充滿光明潛能的不朽之境。

在你起伏的呼吸裡，有一種遼闊且充滿感知的智慧。

意識到奇蹟時時刻刻都在尋找你；放下你認為需要立刻洞悉一切的執念，讓自己立足於你神奇存在中所蘊含的無限力量，讓那股力量使自己堅定不移。

慶祝組成你生命每一顆不可思議的粒子。

消除對未知的恐懼

3月28日

對未知的恐懼，源自生命中令人不安的不確定性。許多人都曾經歷過痛苦人生驟變，而這些際遇也徹底改變了我們。

然而，當蘊含智慧的恐懼一再被忽視，這種隱身於情緒背後的智慧就愈難被看見，最後甚至連做出簡單的決定也會使人猶豫再三，裹足不前。

要培養不凡的勇氣，請以全然的慈悲心，勇敢與出現的各種感受做朋友。讓自己沉靜片刻，緩緩呼吸，環顧四周，凝視你覺得美好的事物。最後，邀請你對未知的恐懼前來，讓它在生命的狂喜之愛中消融殆盡。

3月29日

呼吸的自癒力

隨著每一次呼吸，我都逐步邁向康復，並踩著積極的步伐，實現願景。

3月30日

改變人生就是一種鍊金術

我們此生是為了實現夢想，但在必要時也要做出修正；畢竟人生總是充滿變數。改變就是種鍊金術，無論你多脆弱，都必須用希望穩住自己。充分駕馭臨在的神奇力量，以抵擋常讓靈魂遠離的離心力。即使你隨心所欲重複修改夢想也無妨，就如同有些傑作得花一輩子才能完成，是值得你投注時間與精力的。

在修正調整的過程中，也要提醒自己用心觀察生活中令人愉悅的事物。

3月31日

成為內在小孩的父母

童年的創傷會跟隨我們一輩子，倘若我們不學習重新擁抱與照顧（re-parent）自己的內在小孩，痛苦和傷口就會隨著時間變得愈來愈深。

重新照顧自己是一項需要付出關愛的大工程，與其把這件事視為障礙或包袱，不如善用你擁有的覺知力，擁抱你真心渴望感受和體驗的一切。

當你意識到自己是神聖的存在，完全值得獲得無條件的愛時，重新照顧自己這項任務，就會變成一場心靈冒險，令你迫不及待地想跨出第一步。

不論父母給我們什麼樣的過去，最終能陪伴我們的還是自己。安全感、快樂和靈感，這些也許都是你曾錯失的感覺，現在就讓自己重新沉浸在這些美好的正向感受中吧。

假如你生病了，請想像自己是健康的。
假如你感到恐懼，請想像你有信心能度過難關。
你滿懷希望的力量，
能讓你想像中更好的自己美夢成真。

April

四月

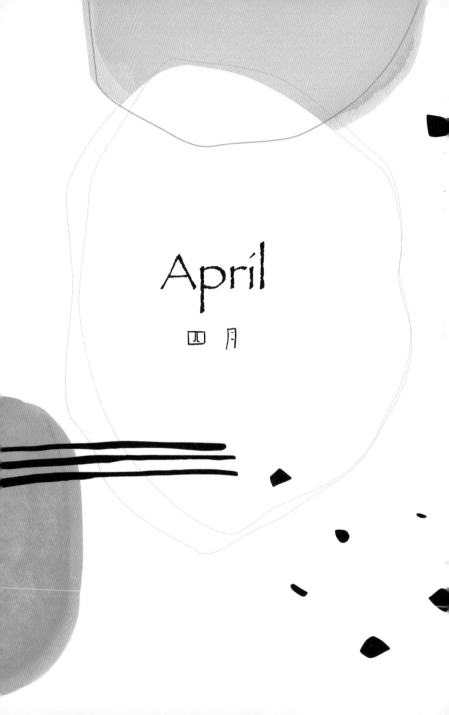

4月1日

穩住自己，重返寧靜

展現我們與生俱來的溫柔，就能在自然而然的覺知中找到當下的喜悅。當你選擇敞開心扉接納所有的感受時，自然能更無所畏懼，也會更加自在豁達。

就在今天，把這種感受帶進與他人的談話中。如果可能，盡量專注但放鬆地傾聽。

若你覺得不自在，試著提醒自己，你隨時可以選擇重回內心的寧靜，安住其中。

4月2日

人際關係的療癒力

「意識」會在人際關係裡找到自己。你心靈所企盼的覺醒，總與他人有著緊密的連結。

在日常生活中，我們往往誤認為神奇的事物乃平凡之物。我們必須認清，我們的另一半、同事，以及我們選擇去愛的那些人，事實上都是天、地、人集體記憶裡神聖的盟友。我們對於心靈狀態的投入與探索，同樣也可以藉由關愛他人而獲得體悟。

在人際關係裡獲取的智慧和平靜，將會對我們內在的心靈之旅有所啟發。

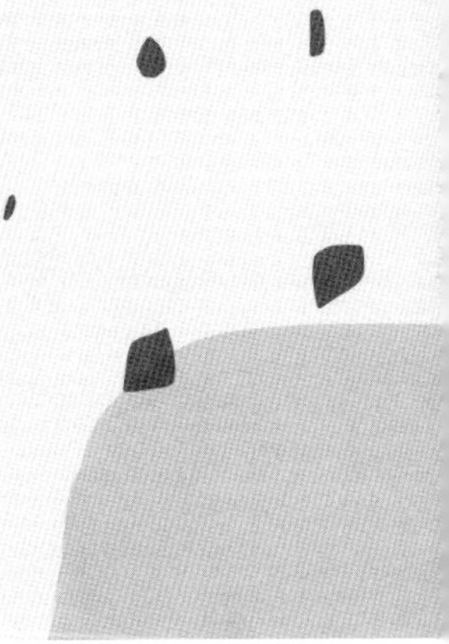

4月3日

與無常和平共處

人生是多變且擁有無限可能的機遇。你對生命的看法，決定你如何看待這個世界。在瞬息之間，你的意識會做出這一秒感覺很好，下一秒感覺很糟，而在另一個時刻你又會覺得自己可以表現得更好的各種判斷。如果我們在日常生活中，未能時時察覺無常，就會輕易跟隨慣性思維與動作盲目行事。當你停止強迫為一個變化莫測的實相冠上某種固定的特質，就能清楚覺察到萬物——包括自己——都時時刻刻處在變化之中，如此，你就從二元對立的幻相中解脫了。

學習與無常和平共處吧。

4月4日

留意生活中的靈感

每一天都是個機會，讓我們相信眼前的事物，遠離已不再適合自己的殘存部分，並與神聖心靈的閃爍微光重新連結。

讓這樣的生活鼓舞你繼續前行；即使你人生充滿創傷，也別忘記你內心具有無限的潛能。

當你重獲自由，成為一片喜樂的海洋時，願你的心能從此離苦得樂。

想要獲得靈感並不需要特別做什麼，就是全然接受。如此，即使身處困境，它也能帶來答案和啟發的能量，讓你達成衷心期盼的願望。

4月5日

「道」的規律

「邏各斯*」是理論和創意的核心原則，透過它，所有思想和語言於是按照宇宙的秩序而區分開來。

道，是一份長存於你內心的神聖禮物；要行道，就必須認識祈禱的力量、洞察力的智慧，對修練本性具有信心，都是你需要完成的人生功課。

點燃你的生命之火，讓心中所有的疑慮都燃燒殆盡。

*logos，意譯為「道」。在古希臘文中有話語的意思；在哲學中表示支配世界萬物的規律性或原理；在基督教神學中是指基督或上帝的話。

4月6日

與奇蹟對頻

每天你都可以選擇調整自己的頻率，與奇蹟和神奇事件產生共鳴。誰也無法保證，你渴望療癒的一切最終都會被治癒；不過，你可以啟動內心恆久存在的神奇療癒力。

花點時間觀照內心，提醒自己在每一次呼吸的同時，也吸入奇妙的物質；此時此刻，你正呼吸著繁星。

試著拋開記憶中的苦痛，迎接充滿神奇的生活；對抱持的信念要堅定不移，對於無法解釋的神祕現象也全然接受。願你持續在生活中追求神奇。

4月7日

自由就是我的盟友

每當我想起自己的真實本性，自由就會成為我的盟友。

4月8日

以少成多，發現「少做」的力量

你知道「少做事」其實是一種智慧嗎？想要實現理想的生活，不是要做得更多，而是要做更少。慢慢走，是為了後面能夠加速行進，欲速則不達。這個認知，是建立覺醒之路的基礎。忙碌的生活不是能讓你戴在身上的榮譽徽章；在工作上，用健康換取成就也毫無益處。當我們願意對那些不重要的事進行斷捨離，就能創造更好的人生。

4月9日

找到內心的平靜，就能和別人和平共處

當平靜的內心變得透明澄澈，宛如一顆具有意識的水晶存於你心中時，你將體悟到，今生的所有經歷都是無量智慧的種子。

為了真誠而堅定地生活，你無須拒絕壓力或迴避衝突。如果你以寧靜平和的方式練習生活的藝術，你的親切和溫暖將會感動他人。

你的任務是把平靜的力量帶入日常的每一刻，當你看見別人身上的缺點，若能心懷慈悲加以包容，就可以進一步改變自我。

當你找到內心的平靜，你便成為能和別人和平共處的人。請用真摯的溫柔擁抱自己。

4月10日

赤子玩心，是快樂的能量

隨著你拆除遊戲與學習、創意與目標之間的藩籬，你所付出的努力和玩心，終會引領你的意識在心靈的即興創作中奠定快樂的基礎。快樂的動能是實現夢想的源頭，能幫助你消除煩惱，重拾樂觀。你無須強迫自己總是保持正向積極，相反地，你要試圖在困難中保持平衡，把積極與消極的情緒都維持在適當的比例。

成人最重要的工作就是開發童心。赤子之心是創意的活水，蘊含深奧的智慧。讓與生俱來的赤子之情成為你人生中的一帖良藥。

4月11日

練習專注的力量

我們無須到靜修場所閉關，或者待在修道院花費多年時間修練專注的技巧。就在這一刻，請你意識到所有的存在（包括你自己）都是神聖秩序的一部分。專注力就在你心中，不假外求。

意志力就像肌肉，透過鍛鍊就能強化。每當你練習專注的技巧，你的注意力就會強化用來思考和感受的「心智肌肉」。

把精力集中在一項任務上，讓全部的念頭融入你意識到「臨在」的覺知裡，藉此培養恆毅力。

4月12日

相信你的直覺

直覺就是一種安靜的內在聲音或感覺。當我們過度分心，或讓生活中的吵雜和混亂造成無端干擾時，就會忘記需保持心平氣和，或是創造有意義的影響。

對自己承諾每天會花五分鐘進行你選擇的靜心冥想練習，深入探尋自身的直覺系統，與內心細微而平靜的聲音建立更深的連結。

4月13日

深入臨在，就能安住臨在

我神奇的臨在廣闊而浩瀚，不管我身在何處都能感覺到。

4月14日

你的存在，就是無可替代的價值

你已經習慣相信要有存在感、被認同或受重視，是你必須達到的目標。然而事實上，你的存在原本就是有價值的。

「值得」（worthy）這個字的原意，與我們長久以來所知道的意義截然不同。從宇宙萬物起源之際，你就值得擁有此生，也值得擁有人生的所有希望。

你與生俱來的價值，蘊藏著無限的潛能及神奇意識，就如同宇宙般浩瀚永無止境。你在這世間所經歷的每一個元素、每一次呼吸及每一個原子，都是從你神奇且有價值的靈魂中自然產生的。

讓自己因為這份信念，使人生變得更積極樂觀，精神生活更富足。

4月15日

富足是一種精神的狀態

人們通常認為富足只與經濟收益或金錢財富有關。事實上，你銀行帳戶的明細，與每分每秒能覺察和慶祝富足的心靈毫無關係，累積財富無法讓你就此感到滿足或不虞匱乏。

你的快樂，與你有意識地選擇在每一刻留意你已擁有的天賦有關。當你心懷感恩，哪怕只是最微小的快樂，喜悅之光也能照亮你整個生命。

4月16日

非暴力的「乾淨溝通」

所謂「乾淨（clean）」的溝通，是指清楚、友善且真誠的互動，不帶任何偏見、判斷、情緒等會妨礙與他人建立連結的障礙物。

語言的力量以及各種不同形式的交流，是人類擁有的神奇天賦，但卻多被視為理所當然，且未被善加利用。

你在說話時是否具有自覺呢？你能覺察話語的力量嗎？你是否能意識到，每一次他人聽見你的聲音，你都是在觸發一種情感體驗，能有意識地喚起溫暖、連結及信任的感受？

花點時間欣賞你與生俱來的能力，用聲音來了解你是誰。

4月17日

大自然的療癒智慧

在大自然的智慧中，我們可以感知、察覺和注意到宇宙智慧的存在，喜愛四處遊蕩的心智也能在此休養生息。

假如你覺得內心充滿壓力與焦慮，需要拋開現實暫時靜一靜，那麼就花點時間到戶外走走吧，這樣可以讓自己遠離正在面對的棘手問題。

在忙著欣賞和感受的同時，讓心暫獲片刻歇息。當你仰望天空，或平和地凝視著一棵大樹時，都會感受到大自然奧妙精巧的奇蹟。大自然的智慧能喚醒你的內在智能，與內心的平靜與智慧重新連結。

帶著你的身體和腦袋出去走一走，能讓紛亂的思緒平靜下來。現在，就盡情欣賞你與大自然共同演奏的和諧旋律吧。

4月18日

放下手機，讓心靜下來

科技是否已占據你生活的一切？你認為自己具有強烈的直覺，也知道電磁波正影響你的第六感，卻還是經常不自覺地滑著手機？

花點時間重新調整你的內心世界，仔細察覺科技如何影響了你的身體和情緒。我們生活在每天二十四小時、每週七天的數位時代，你需要練習定期遠離網路的無形污染。

使用3C產品時，記得要定期休息。你也可以試著在沒有網路與手機干擾的地方練習靜心冥想。

4月19日

不要預支未來的煩惱

每當我們遇到困難，總希望能有立即的解決或補救之道；簡言之，我們對「速效」上癮了。

雖說如此，但無論面臨群體或個人的複雜難題，想要進行修補或加以解決，其實是種健康的積極反應。

現在，你可以在現正面臨的阻礙裡做些小嘗試。其中一種方法，是在日曆上未來的某一天，用愛心或星星等可愛的符號做記號；然後從今天開始，暫時把眼前的問題擱置一旁，等到你標記的那一天到來時再思考或煩惱。

利用這個實驗，給頭腦暫時放空與休息的機會。

4月20日

創意是天性

隨興的創意就在我們的天性中。

存在於神祕覺醒中的藝術之光，既活躍又靈動，能引領你展現內在的藝術特質。

無論你是否會畫畫、演奏樂器，又或是對藝術一無所知都沒關係；重要的是，你要意識到你內心在創作的渴望中蠢蠢欲動。你就是個充滿「創藝」的設計。無論是你的身體、你與他人的關係，甚至包括你自己，都饒富創意。

從現在開始，將自己視為發明家，而不是旁觀者；把握每一刻，形塑你的生命。

4月21日

未來就是現在

萬事萬物都源於永恆的存在。現在的你，是過去的你所造。未來的你，是由現在的你所造。你的現在蘊含著過去的一切，而未來就是你現在的模樣。所以，沒有所謂的過去、現在和未來，現實世界裡的一切都是同時並存的，你只是改變了你所覺知的平行宇宙。

若想知道你的未來，就看看你目前的行為。回想你曾經想要變成哪種人，並接受現在的自己。

4月22日

衷心的喜悅

我時時刻刻都衷心感到快樂，同時也樂於與他人分享這份溫暖。

4月23日

實現靈性上的量子飛躍

透過刻意的專注以掌控意識的能力，是邁向量子飛躍最直接的途徑。日常的冥想練習就是在為量子躍進做好準備，它會帶領我們深入能量層，把你的存在從三度空間帶到另一個實相，也就是飛躍到內在宇宙中。

個人成長就常以量子飛躍的形式發生，也就是從一種思維心態到另一種思維心態的徹底轉變。這種飛躍需要完成大量微小的步驟，並會在某一點出現巨大的改變，整個變化就在瞬間完成。若短期內停止努力，可能就會重返原點。所以如果我們將某個新的量子飛躍作為目標，就需下定決心，持續付諸行動，直到實現飛躍改變。

當我們進行冥想時，很容易以為自己並未做任何事；但事實上，我們正引導內心進行量子躍進，超越物質世界，進入凡事皆有可能的靈性領域中。

4月24日

笑容就是最好的良藥

你常利用開懷大笑來讓自己由衷感到快樂嗎？笑會使人立即分泌腦內啡，並提升幸福和安全感。

也許此刻你覺得沒有需要開懷大笑的理由，或許你也記不得上次很容易感覺到快樂已是什麼時候。倘若如此，今天就做個不同的決定，送給自己親切的微笑贈禮，並且把他人的善意回應視為對你的祝福。

4月25日

活出天賦

你的內心具有取之不盡、用之不竭的天賦，而且總是在剛好的時機派上用場。

也許你會感受到來自內心或外在的壓力，要求你要清楚辨識或列出你具有哪些心靈能力。

不如讓我們反過來想像另一種可能：你的覺知既不需要，也不要求你要列出一份詳細解說它擁有無限才能的清單。你神奇的存在就是禮物。認為自己只具有一種、兩種或十種天賦是錯誤的，你的意識裡蘊藏著無數寶藏。進化是宇宙中最強大的力量，它是唯一不變的事情，也是所有一切的驅動力。你會不斷成長，要相信你神聖的自我進化。

4月26日

當你全心全意，想像就會成真

你的想像力是神聖的盟友，是智慧的工具，也是無限創意的源頭。

我們當中有些人從小就被教導想像力並不重要，於是不經意便忘記了這個在生命中最寶貴的技能，以及它能達到的遠大目標。

假如你生病了，請想像你是健康的。

假如你感到恐懼，請想像你有信心能度過難關。

假如你遇到難以理解的失落，請想像無條件的愛即將來臨。

你滿懷希望的力量及意識的無限潛能，能讓你想像中更好的自己美夢成真。

4月27日

人生就是不斷的嘗試

在人生中進行愈多嘗試，就愈能意識到是什麼在激勵你，是什麼讓你此生具有努力的目標。你的未來，取決於你能否辨識珍貴事物的能力。把握你所喜愛的一切，並讓熱愛的事物愈來愈多。當你發現自己每一天都過得很快樂，就不可能會失敗。用喜樂彩繪你心靈的天空吧。

4月28日

好奇心是打開世界的窗

今天是個全新的開始。我願用真誠的好奇心去感受每一刻。

4月29日

生命的價值不在於「尋找自我」，而在「創造自我」

想要成為你想成為的那種人，你只需要問自己一個問題：我希望後人記住我什麼？

人生在世，如果你隨時準備好讓自己神奇的存在為世間留下深遠的影響，那麼你的生活將真誠又有意義。

人生的目的不在於「尋找自己」，而在於「創造自己」。讓你的生命故事充滿美好，讓別人可以受惠與傳頌吧！

4月30日

所有的一切，都是真實的存在

也許你已經習慣相信靈魂比肉體更真實，又或是恰好相反，認為肉體比靈魂更真實。但事實上，你的每一部分都是必要且互有關聯的。一旦你怪罪生命的某個部分，就等於是在否認或切割你的整體性。

拒絕接受自己的任何一部分，是既不神聖也不合理的行為。你必須關注此生，也要勇敢面對難題，用疏離冷漠的方式予以逃避、否認，並不是真正的智慧。

圓滿完整的人是身心合一的整體。請用真心誠意，啟動你內在的覺醒之路。和真實接軌，別再逃避你一直渴望的臨在。

有一種憤怒，是發自慈悲的憤怒。
當你練習與自身的憤怒同在，
才能將怒氣轉化為燃料。
你需要駕馭憤怒的非凡力量，
把這股怒火質變成信念。

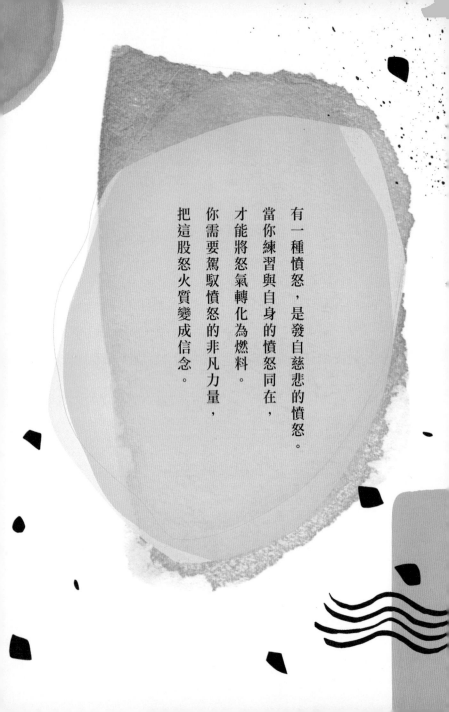

May

五月

5月1日

人生，就是一條自我修復的療癒之路

每個人都是獨一無二的。你的一切，就像一道由神祕智慧主宰的弧線，具有獨特的意識，旨在朝向專注與關懷的方向進化。

提醒自己，你的療癒之旅不會跟別人的旅程一模一樣，因為每個人適合的療癒方式都不同。

你正進行神聖的修復工程，是為了恢復完整的自己，你要相信一路上所經歷的過程都是必要的，也要相信自己有能力與所需的一切產生連結。

我們這一生並不是為了臻於完美；你在進行一場探索之旅，你的信念就是良藥。

5月2日

共時性的偶然與巧合

當你把意識帶到當下，你就會立刻體驗到「共時性」（synchronicity，或稱「同時性」）。

我們有時會碰到有意義的巧合，表面上看不出因果關係的事件會同時發生，但這其中實則隱含某種超自然而奇妙的聯繫，這就是共時性。

當你願意留心身邊發生的每一件事情、更活在當下，就會發現自己愈容易感受到萬事萬物的共時性。那是你與真正的自己（本我）完全調和一致的適當狀態，你會領悟到自己當下所要完成的功課及背後隱含的智慧，也能更接近自然而真實的自己。

5月3日

狂喜的原子

此生是一場邀請，讓你認識真正的自我乃是源自狂喜（ecstasy）的原子和求知的信念。

在這一刻，你已是你追尋的一切；存在於你無常人生中的永恆覺知，正等著你記起它。

此生，就讓原始智慧穿透你的內心，明白你既是問題也是答案，這個世界上，沒有人比你更了解自己。降臨的恩典可以隨時破除那些牽制你的制約。

請試著把今天當做你最喜歡的一天。

5月4日

別人的眼光不重要，你要成為更好的自己

別再把時間浪費在不屬於你的企盼上。你可以昂首挺胸，因為你深切明白，自己擁有無限的潛能及和諧的本質。

即使別人認為你平凡無奇也沒關係，當下至關緊要的是：為了能夠走在追尋靈性的道路上，你必須遠離任何會讓你變得虛偽、膚淺，以及會妨礙你改變的一切。

5月5日

宇宙奇蹟的奧祕

讓我們為宇宙的奇蹟創造空間，並相信它將盛大降臨。

在無數的日子裡，你唯一需要做的就是保持臨在，你無須去任何地方。就在今天，你不需要發揮認知力，也不需要把寶貴的專注力花費在虛妄想像、想擁有更多，抑或企圖改變既定的事實。

送自己一份能狂野揮灑自由的禮物，去見證你能碰觸到既簡單又自然的一切。

忙碌是種誘人的習慣，停下不斷追求的腳步吧。

5月6日

回歸純真

在你內心的長廊，有一扇門是通往你對覺醒生活所抱持的純真想法。我們可以自我欺騙，認為自己是因為軟弱或恐懼而無法達成目標。但如果我告訴你，真正的問題其實是因為你不願抱持希望呢？重拾你純真記憶中的想像力吧。你既不怯懦，也並未失敗，你的恐懼並非無法克服。

找回純真的本質，回歸於愛，點燃生命之火。

5月7日

覺察奇妙之處

當身體會到奇蹟和快樂的好奇心時，我就覺醒了。

5月8日

人生最美的風景，是內心的平靜

你有一種超能力，可以進入神祕的內心世界。歡迎來到你的內心風景。在此，你的存在建立於合理的秩序中，令你感到光明溫暖；這確實就是我們與宇宙緊密相連之處。這種遼闊無際的狀態也深入到我們存在的每個粒子中，你可以隨時進入你想要的平靜之中。讓無限的清明隨著呼吸進入你的身體，永恆的寧靜將在此進駐。

5月9日

讓身心和諧同步

在覺知、臨在和覺醒意識的交會處，你可以安處於無與倫比的智慧中。

冥想不僅是身體參與，我們的意識心智所喚起的靈魂也會一起參與其中。這種巧妙的訓練，能讓身心與外界同步，對於外在的瞬間變化能敏感察覺，並做出反應。我們的意識會保持在真我的天空中，所有的行動都可以自然而然浮現。

當身心達成和諧的頻率時，便是處在自然同步的狀態，身體會像穩定的小宇宙，體能與創意都會大幅提升。

5月10日

撫慰母愛創傷

因為母親而造成的創傷是痛苦的。對某些人來說，撫平這個原始的傷痛是一段終生的旅程。

研究顯示，創傷會代代相傳。縱然你學會用溫柔的眼光看待承繼遺傳的悲傷，但「與自己和好」似乎仍是不可能的任務。

你可以列一張表，寫下你曾希望母親為你做的事。為了撫慰你神聖的自我，現在就（為你自己）去做清單上那些事，以紀念母親過去無法做到的一切，同時也紀念你一直渴望感受到的關愛。

5月11日

你神聖心智的核心

每一次呼吸，你的意識就會在體內及外界建立成千上萬的連結。你的心智永遠都跟情緒智能互有關聯；此外，從你的靈魂流向每個細胞的閃爍光波，裡面也都有情緒智能的存在。不要因為誤認你的心和腦是分開的，繼而埋沒你的天賦。你可知每個人天生就是心腦諧振的存在嗎？

5月12日

心無雜念的覺知練習

你適應現狀的能力，會為你打開一扇通往美好願景的大門；對當下的全然接受，能帶來自在的解脫。

你的存在，就是時間存在的證據。你唯一需要做的，就是找到一種能讓你熱愛生命的方法。

練習利用沒有任何雜念的「覺」來看自己的心念，現在就讓自己享受自由吧。

5月13日

散發內在光芒

我能達到生命磁場的諧振狀態，讓內心散發光芒。

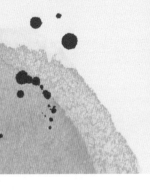

5月14日

不要抗拒「小我」，接受它的存在

由頭腦或心智產生的思想稱為自我／小我（ego）。如果沒有自我，你無形的意識就無法展現，也不可能達成你此生必須完成的任務。

試想：如果神性不需要你的自我，那麼你現在就不會有自我；就如每一片海洋都是由獨一無二的波浪所組成，這道理是相通的。你是激流，也是完美的波濤；你更是初始的寧靜，在無法眼見的虛空深處呼吸著。

我們慣於憎恨小我，因為它通常是以「我」為中心的想法，為了避免自己受傷，我們內心會出現批判、憤怒、嫉妒、控制等聲音，但厭惡你原本就具有的本性是無用的。

不要困在他人的眼光裡。為什麼？因為大海不會在意波浪的高低起伏，而你也理應如此。

5月15日

自由就是你的自然狀態

痛苦的根源在於由意外造成的健忘。請提醒自己：你有意識的頭腦肩負一項了不起的任務，它可以注意到需要修正、改進或分類的事物。讓懂得思考與感受的頭腦自主運作，別再厭惡你的認知能力。

想讓覺知自由，不妨這樣思考：你人生遇到的每道難題，都伴隨著選擇豁達解方的自由。

5月16日

隨順解脫

當你意識到你覺知力量的那一刻，就是你體驗到隨順解脫（spontaneous liberation）的時刻。

有無數人曾把他們的規則和條件，強加於你巧妙又富有直覺力的心靈。如果你在意別人的想法，就無法感覺到自己的感受。你過的是自己的人生，請把覺察力放在自己身上。

你無法改變過去，但可以把握當下。過去的你和未來的你之間沒有遠近，也沒有距離，只有此時此刻。

你無須費力追求，一切將會自然降臨。隨著每一次的呼吸，專注於你存在的真相。

5月17日

有一種憤怒，是發自慈悲的憤怒

你必須明白，你對憤怒的厭惡，比憤怒的情緒本身更具破壞性。當你勇敢地練習與自身的憤怒同在時，才能將怒氣轉化為燃料。

在我們的人生中，有真實而神聖的空間可以發洩正義的憤怒。例如，無論是被虐待的倖存者、遭受莫名壓迫的受害者，以及在他人控制之下而受苦的任何人，都必須學會駕馭憤怒的非凡力量，並將它驚人的能量發揮到極致。

練習運用你的洞察力，並自問是否因不公不義之事而深感憤怒。如果答案是肯定的，那麼在自我觀照的道路上，你必須把這股怒火質變成信念。

5月18日

每次呼吸都充滿活力

在每次呼吸之間的寂靜，在混亂和迂迴動力之中的間隙，有一股活力，伴隨著一種清醒而生動的聲音，穿透你的心。除了各種可能性之外，別無他物。

內在的寧靜具有能量，能毫不費力地從靜定中浮現，在這個混亂的世界中，這份寧靜就是你的聖殿。

請你仔細傾聽，即使是對那些似乎聽不到的聲音也要專注聆聽。這個「空」，就是我們可以卸下生命重擔的地方。

停止背負過多的責任。在呼氣時將所有的氣完全呼出，壓力與煩惱也隨之吐出而消散。讓每一次呼吸都充滿了活力。

5月19日

平靜就是我的超能力

我能獲得內心的平靜，不被自己的任何情緒和想法帶走。這是我的超能力。

5月20日

進入心流狀態

要進入心流狀態，你必須相信，肉身是靈魂的居所。這裡沒有層次高低之分，甚至連你自認為卓越不凡的這種想法，也終將崩解。

要進入心流狀態，你必須在經歷不幸、挫折或毀滅後，仍勇敢實踐你的夢想，同時你也無可避免地將會承擔特定的風險。

你體內的每個原子都充滿神祕的存在。隨著每一次呼吸，都增加覺醒的可能性。

5月21日

記憶的面向

試想：你的記憶就是一切。

體悟下面這個道理：不管任何時刻，你的真我既不遙遠，也一直與你同在。

現在就利用片刻思索你的領悟，明白你的覺醒會帶來無限的喜樂，你的智慧也總是觸手可及。

或許其他人拋棄了你，然而自我的本質注定永遠都能承受這樣的結果。

事實上，你的確需要靠別人來提醒自己究竟是什麼樣的人，因此你必須慎選朋友。

5月22日

活出全部的自己

你無限的自我是永恆的存在，在人世間以懷抱信念的形體存在，並走在自我探索的道路上。

隨著你進入當下，專注在整體，你會發現你無須抵抗或拒絕任何事。有歡笑就必定會有悲傷；每次的失落都可能讓你更為領悟到，我們每個人都相互連結，彼此是生命共同體的事實。縱然我們在生活的陌生之處探索陌生的風景時，每個人也仍是能體現智慧的獨一無二的個體。

不要放棄你的任何部分，把大腦、心智與所有一切都找回來，跟生命整合，所有事物都是互有關聯且神聖的。

5月23日

無遠弗屆的覺

很少人會意識到他們根本的自性，其實就是無遠弗屆的覺。換句話說，你永恆的存在完美地融入體內的細胞構造裡，以至於你很容易忘記與生俱來的智慧有多麼神祕而優雅。

你隨時都能在無色無形的身分中回想起遼闊的記憶；在覺醒中，也會與你產生頓悟、且毫不費力展露的意識產生連結。

5月24日

掙脫想法的束縛

許多人都認為無形且神祕的真理是優於思維的。但如果這並非事實呢？想像一下，當你的意識不再是靈魂的負擔，相反地，它是一種設計完美、具有心靈智能的工具，目的在說明並傳遞來自你真實本性的宇宙特質。你的生活其實不需要做任何改變，除了下面這個小細節之外：別再打擊你不同凡響的思考能力。

5月25日

憤怒是神聖的燃料

當我感到憤怒時，我會將它轉化成神聖的燃料。

5月26日

奠定練習冥想的基礎

能否好好進行靜心冥想，你的意圖比實際的練習更重要；即使一天只花五分鐘集中注意力，也會帶來巨大的改變。

比方說，假如你打算更專注於你更真誠的臨在，只需在練習之前觀想這個意圖。當你的大腦對最細微的祈願都能做出反應時，你就無須學習複雜的持咒，或到遙遠的國度旅行。

在你實際做得到的範圍內奠定靜心冥想的基礎，每次只要做一分鐘就已足夠。

5月27日

禮尚往來的互惠效應

由於你的天性具有覺知，因此你與他人的人際關係會大幅影響你的健康。心懷慈悲與善念是很重要的。

正念不只是一種靜坐的練習，也是一種意識到自身存在的全方位練習，包括心智、身、心、靈等各方面。

在與人建立友情和職場人脈時，盡可能展現真誠的尊重和溫暖。如果你過度付出，會給人帶來壓力，這時你要設定助人和利他的界線，別讓你的關懷成為他人的負擔，並尋找能支持你的環境，讓你有安全感和受到重視。

人際關係裡的互惠互助，是你靈性能具體進化的神聖關鍵。

5月28日

善用深度洞察力

洞察力是利用敏銳的觀察力和務實的判斷力，洞悉形勢或狀況的能力或行為。

當一個人憑藉自身的內在本性或直覺行事時，必然會運用到原始智慧。

你要相信，無論自己曾經歷過什麼樣的情況，你能洞悉明察的力量始終俱在。當你開始自我懷疑時，提醒自己要善用深度洞察力，做出客觀完善的判斷。

5月29日

從「少」處著手

「凡事少做一些」的靜心練習，是明智的嘗試。

5月30日

你是超人類

我們總是虛度終日，嚮往他處，彷彿真有比當下更美好的時刻。但你知道自己已經有多了不起了嗎？現在，就在你閱讀這行字的當下，你的每次呼吸都在反應一種神性，而這種無所不在的神性是你無法用意識理解的。

與其試圖逃離生活，不如認知到，你存在中的每一個原子都蘊含超自然的潛能。

5月31日

身在哪裡，心就在那裡

拋開你的心靈（精神意識）和肉體是彼此分離的觀點，事實並非如此。真相是，宇宙的結構就蘊藏在你的每個細胞內。你的存在是由不同部分所組成的綜合體。

意識到你身心一致的存在，顯現了心靈智慧的神奇，也是化奇蹟為現實的表現。只要你相信自己的精神存在他處，就會持續覺得身心宛如四分五裂的碎片。

你是獨一無二的個體，也與萬物互有關聯。我們和任何事物既相連又獨立，這就是神聖的悖論。

一個自我開悟者，也會幫助他人開悟。
你有責任分享你得來不易的存在——
也可說是實踐你的慷慨，
這是你用自己的力量去支持他人的絕佳機會。

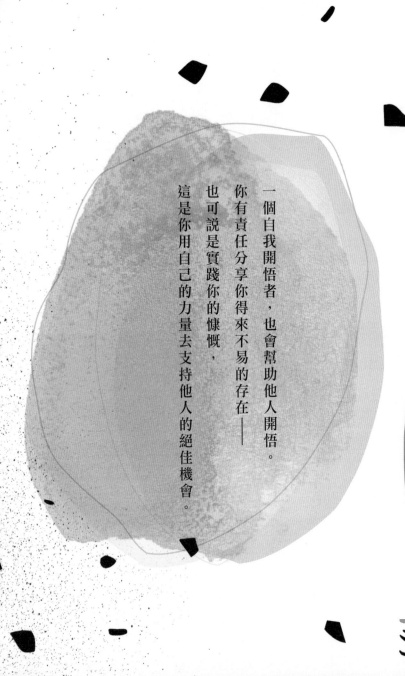

June

六月

6月1日

向內尋找，看到你的內在神性

你的生命，無論是有形或無形的狀態，都是以無所不在的覺知形式存在。你的宇宙本性，奠基且顯現於你的每個念頭、體驗和感受中。宇宙的心靈智能會引導我們，進化到神性。

盡可能提醒自己，藉由走進內在世界和靜觀臨在的方式，你得以窺見宇宙的無垠浩瀚。在你的頭腦和內心所浮現的現象，顯現了無量的智慧，以及你的個人經驗。你所產生的共鳴永遠是彼此相關的。

6月2日

與真正的力量同步

真正的力量與掌控或自主無關，而是取決於你能否深入了解自己，並認知你的天賦是很重要的。

我們該做的，是充分發揮自身的特質，成為身心合一、明心見性及寬宏慈悲的存在。假如我們能以疼惜自己的相同方式給予他人溫暖，將會激發一種特殊的能量，使我們尊重存在於每個人心中的力量，而這種圓滿會自然產生和諧。

力量不是給予，而是從內在產生的。當你能夠溫柔看待彼此共存共榮的關係，並了解你此生的責任，你就真正與內在的力量同步了。

6月3日

靈光乍現的時刻

你既是有形，也是無形的，這兩者的矛盾之處在於，你的存在是根植於無限遼闊的空間中。

當你認知自己的真實本性時，你的想像力和洞察力會在當下喚醒你靈光乍現的潛能。

你的無限實相終將消失，這也就是為何轉向反思你內心的智慧之光是很重要的。

你的智慧無疑是強大有力的；此生中沒有任何事物可以削弱你的神性。

6月4日

一次只產生一個念頭

當我們感到焦慮時，這種負能量會擾亂生活。這時不妨試試下面這個技巧：當負面想法令你沮喪、分心，或者妨礙你安於當下時，就把這種干擾當做是探索你內心世界的邀請。

拿出紙和筆，定時一分鐘，盡量寫下你所能想到、持續在腦海蹦出的負面念頭。寫完之後再拿出另一張紙，同樣定時一分鐘，這次寫下所有你能想到的正面想法。

提示：如果你沒什麼積極的想法，就想想你會對親朋好友所說的溫暖話語。最後將兩張紙並排放置，將正向和負面的想法加以比較。哪種觀點更能激勵你呢？無論結果是什麼，都嘗試深入思考這些答案。

6月5日

我對轉變充滿自信

我對自己的轉變充滿信心，並讚頌我在生命旅程中所獲得的良善智慧。

6月6日

在失落後，更要善待自己

每種失落都不同，每個人療癒的方式也不一樣。

當你對人生失去信心時，別忘了給自己充裕的時間好好悲傷。你會想自我麻痺，避免感受痛苦，這是很正常的；想要讓受傷的心復原，也沒有地圖可供指引前行。

這時，請先溫柔善待自己，練習與已成事實的一切同在。將來當你回首往事，將會驚訝於自己在如此煎熬的當時還能好好地愛自己。

6月7日

自我掌控是一種選擇

想要體驗終極的自由，就要往內探尋，凝視你的心靈之眼；在那裡，「抉擇」這件事永遠與我們的內心有關。在做出決定的當下，我們就能隨順解脫，放自己一馬。

外在事物是內在狀態的映照，顯現在外在世界的事物，都早已發生在內在世界。或許我們無法改變外在的處境，但可以喚醒內在的無限潛能，你神聖的內在力量終將外顯。只是，要達到這樣的狀態需要時間。

人生是有選擇的，而且我們能夠掌控自己的選擇。自由，就在你「選擇自由」這件事的決定中；自我掌控，則仰賴你「實踐選擇自由」的力量。

6月8日

潛意識具有優雅的複雜性

許多人堅信，如果我們可以透過冥想的練習來編輯或銘記潛意識的內容，那麼一切情況都會好轉。

事實上，潛意識的本質極其錯綜複雜，永遠無法透過你的意識完全操控。試圖應用認知，進一步了解在你存在中最巧妙、最直覺的部分，終將徒勞無功。

不如試著利用呼吸來練習臨在，並在你輕鬆地吸氣與吐氣時，告訴自己要相信下面這個簡單的咒語：「我相信我的潛意識具有溫和而敏銳的智慧，能教導並引領我一步步進化至覺醒狀態。」

6月9日

改變現狀，突破自我

你害怕改變，是否是因為你深知，踏出舒適圈將會產生無法預期的改變？

也許你渴望追夢，但你也擔憂既有的生活可能會因此徹底天翻地覆，這種想法令你心生畏懼。

為了讓自己勇於做出或大或小的各種改變，你需要採取自我激勵的行動。

找一張可以輕易放進錢包裡的小紙張，在上面用你最喜歡的顏色寫下下面的句子：**「我答應自己會根據所獲得的啟發，做出快速、緩慢或隨興的改變。」**

6月10日

克服「錯失恐懼症」

「錯失恐懼」（Fear of missing out，簡稱FOMO）是這個時代最讓人分心的心理狀態之一，因為它妨礙你充分體驗快樂的能力。我們憂慮自己跟不上這個時代的腳步，擔心錯過任何信息，害怕被發現「這個東西我沒看過／沒聽說過」。

要如何讓自己不去關注別人在做什麼？如何才能保護自己神聖的權利，專注面對當下神奇的臨在？

人生在世歲命有限，每一刻都是禮物。轉移你的注意力，別再觀看他人永無止境放送的實況轉播，讓你寶貴的心智能夠好好歇息。

充滿真、善與臨在的呼吸就在此處、就在當下，這遠勝過數十種轉瞬即逝的可能性。

6月11日

我們需要能結伴同行的心靈夥伴

在靈性覺醒的道路上，你不該獨自前行。你與別人建立連結的能力，可以讓你進步，成為需要被關心，也能夠關愛別人的神奇存在。

別急著憑一己之力自我突破。所謂的「開悟」，是指結識與你心靈契合的朋友，並通過彼此緊密相連的脈動而產生極其重要的生命力。

培養你的人際關係，珍惜與所愛之人共同成長的機會。

6月12日

打開潛能的大門

在每一次新的經驗中，我都打開內心蘊藏無限潛能的大門，並且善用夢想的力量走向未來。

6月13日

成為自己的心靈守護者

我們當中有些人曾經歷不同程度的創傷，儘管他人難以理解，但對這些人來說，「安全感」在回歸自我的旅程中扮演極重要的角色。

現在想像一下，因為生活中的某些經歷，你因而比其他人都更了解該如何建立幸福快樂的人生。我們希望周遭的人都能用心共同參與我們的療癒旅程，這是自然且健康的想法；可惜的是，並非總有人能提供我們真正需要的庇護及慰藉。

花點時間提醒自己，你就是自己最好的心靈守護者。你學得愈多，就愈容易教會別人如何愛你。

6月14日

你不需要一直追求進步

也許你一直渴望能獲得支持，又或者現在你正面臨格外棘手的健康問題。然而，你從他人那裡聽到都是這樣的答案：「如果你的想法積極些，就會覺得更好」、「別讓悲傷或沮喪妨礙你實現夢想」、「再多努力一下試試看」。

當你處於痛苦的狀態中，激勵你力求進步的話語並非總是實用或有效。其實有時最好的方式是不要採取任何行動，就讓一切順其自然。

要明白：只有你才理解自己的療癒之旅走了多遠，到達哪種深度。今天就暫時停止努力，好好休息吧！你不需要一直追求進步。

6月15日

不要追求快樂，而要享受快樂

有人說快樂是世上最脆弱的情感，一旦我們開始體驗這種奇妙的情緒時，就會立即將它推開，因為我們會覺得「事情肯定沒那麼簡單，樂極一定會生悲」。

有許多人生活在害怕失去任何會真正溫柔觸動我們心靈的事物中，但別忘了，快樂是我們的天性。

當你察覺到臨在的力量時，就會出現一個意想不到的悖論：你將意識到，抗拒快樂固然痛苦，但擁抱快樂也會感到痛苦，因為不斷追求快樂會使我們偏離真實的生活，沉溺於刺激帶來的快感，而失去追尋更有意義生活的動力。

想要獲得長久且持續的幸福感，我們需要更主動投入當下，選擇一種更為正念的生活。總之，就享受快樂吧。

你渴望的良善美好

6月16日

成長是一種恩典，能賜予我們意想不到的勇氣。有些境遇會令人崩潰，然而我們可以在療癒中繼續向前。

在別無選擇的情況下，苦痛會迫使你變成一名工匠，讓你用新舊摻雜的拼圖拼出全新的人生，而你出色的創意則是修復靈魂的動力。

在你渴望中與生俱來的良善美好，反映了你想改變的願望，這點對於療癒與自我成長至關重要。我們總是與這種渴望緊緊相連，因此，不要輕易放棄你內心的渴望。

6月17日

悲傷是神聖的盟友

我們經常對令人心碎的悲傷所引起的混亂及失序，感到憤怒、怨嘆。也許，在失去之後或面對重大難關時，你對悲傷的厭惡使你無法認清，深沉的痛苦既不是懲罰，也非永久的狀態。

悲傷的存在總是伴隨著無與倫比的智慧珍寶；請花點時間承認悲傷其實是神聖的療癒盟友。

是的，悲傷的強度可能完全無法控制。

是的，那裡也蘊含真實的憤怒。

但在當下的每一刻，請你與陌生的悲傷好好相處，觀察它是如何用令人驚嘆的方式，將我們塑造成溫柔的人。

6月18日

打開創意的心靈

我領悟到意識原本就充滿創意，也知道我的創意潛能，是神聖覺醒中極重要的部分。

當我能和自我連結，懂得觀照自我時，就能找到內在那個充滿創意的聲音。

6月19日

搭建神聖的互助橋梁

你此生的道路注定要與其他人交會。

在互助合作中尋找美好的意義，並摒棄你必然會成為孤島的想法。在充滿分歧的世界裡，建立良善的人際關係，能成為希望之橋。

你不求回報的善意，可能會帶給陌生人啟發或感動，產生的結果遠超乎你所想像。

善意就是一項永無止境的建設工程。

6月20日

自我開悟者，也會幫助他人開悟

自我覺悟的道路是一條需要回歸至幫助他人的旅程，沒有人能獨力完成。你是否給自己過多的壓力，因為這樣便無須向他人求助？你的冥想練習是否會讓你產生自以為是的精神優越感？

真相是：不管你變得多能發揮天賦、多麼覺醒，又或者看起來多功成名就，你都有責任分享你得來不易的存在——也可說是實踐你的慷慨，這是你用自己的力量去支持他人的絕佳機會。一個自我開悟者，也會幫助他人開悟。

6月21日

好好休息，是自我照顧的良方

許多修持的傳統，會把做夢的時間，視為一個人靈性生活呈現活躍的狀態。對此，有一種解釋是，在某些休息的狀態，人們得以進入不同的意識層次，而且每個意識層之間的面紗會變得愈來愈薄。

我們需要抽空休息，因為睡眠和休息時間對你潛修生活的健康和活力非常重要。「忙碌才正常」的想法，與你練習覺醒精神的本能並不一致。自我照顧是抵抗忙碌的神聖行為。

6月22日

害怕失敗的人不會快樂

對失敗的恐懼是否妨礙你體驗真正的臨在呢？當你全心專注於負面結果時，恐懼會奪走你全部的力量，因為你失去了與宇宙存在的連結。

你的本性具有無限的創意，為了駕馭你廣闊的意識，你得學會破除認為自己注定失敗的自我設限。

注意你是否會在不自覺的狀況下，妨礙自己朝快樂自由的方向前進。讓「失敗」這兩個字從你的字典中消失吧！

6月23日

用五感體會自然之美

我們很容易忘記五官所具備的宇宙智慧，這五種感官是緊密相連的，也是通往現實世界（物質界）和精神世界（非物質界）的門戶。存在自然界中可觸知的、具有美學的美，同樣也在你心中生生不息，而最先進的精神修練，則以恢復、擴展或關注美作為基礎。

你喜歡繪畫或音樂嗎？你是否常仰望充滿大自然奧妙之美的天空？如果你希望獲得開悟，就花點時間環顧四周，發現存於萬事萬物中的光芒吧。

我是活在當下的行動者

6月24日

我是活在當下的行動者，行走在能活出「覺知」的道路上。

我具有巧妙蛻變與自我改造的能力。

6月25日

讓自己發光

智慧是一種令人感到喜悅的聰穎。你獨特的存在是由數以百萬計的發光粒子所組成，不論你的外貌或職業生涯為何，每個人都一樣。你的身體就是神聖的領域，當你的內心世界被照亮時，會向四面八方散發出光芒。每天至少找一段時間欣賞你的生命之美，它是成千上萬運動中神性火花的展現。當你遇到自己的本性時，不可能不發光。你唯一要做的，就是記得你是誰。

讓你的生命之光閃耀吧。

6月26日

重視痛苦的力量

你想要竭盡所能逃離痛苦是很自然的。

利用片刻，想像你的痛苦是你整體存在中最聰明的部分，接著練習靜觀這項珍貴的技巧。

拿紙和筆到一處令你輕鬆舒暢的地方，設定計時一分鐘，然後假設你的痛苦會說話，寫下它可能對你說的一切。

看看這張清單，問問自己利用冥想靜坐自我關照是否足以療癒。有沒有可能你痛苦的程度比你想像的更為劇烈？與其試圖忽略或逃避，不如重視它神聖的存在。

你的神聖時機

6月27日

我們常聽人問道：「這真的是神聖的時機嗎？」

我們慣於相信神聖時機的存在，但實際上，我們自己就是決定神聖時機何時會出現的人。

我們來到這個塵世之前，各自都有早已規劃完成的生命藍圖，也設計好生命的目的。只要打開你的心接受宇宙的安排，你周遭將出現適合的人事物，又或是你會被引領至適合的環境中，進而成就那件事。

每件事情都有它的神聖時機，你的神聖時機就是你的人生使命。成為一個有意識的覺醒者，把時間變神聖的練習將使你走向能自我掌控的神聖之路。

6月28日

擔任「快樂公司」的執行長

如果你是某家企業的執行長，公司的成敗將取決於你擴展業務的能力。因此，你會盡力確保公司能持續獲利成長。轉型需要擬定計畫、投資資源，以及規劃願景，以便與未來持續發展的長期目標保持一致。

把你的人生想像成是你開設的公司，你最重要的工作就是增加快樂的感受。自信地扮演滿懷喜樂與遠大夢想的執行長，告訴自己要時時保有快樂的歡喜心。

6月29日

你就是奇蹟

你的存在就如同煉金術的改變劑，你是由心靈智慧的動能驅動前行；你的人生，取決於你能否意識到「過去無法改變，而未來正等待你」。

你知道無法放下執著、時常緬懷過往會浪費多少無謂的精力和時間嗎？

誠然，決定進入未知領域具有巨大的風險，但受到神啟的你，富有無限的潛能，能與大自然的能量接軌。唯一會使你受限的，就是你是否願意探索本性所蘊藏的智慧。

你要相信，你就是奇蹟。

6月30日

找回錯失的快樂

你我都可以定期練習找回「錯失的快樂」（JOMO，Joy of Missing Out）。

每個人對幸福的定義都不盡相同。我們身處數位化的世界，當看見他人過著美好的生活（即使對方與我們相距甚遠），會產生羨慕或嫉妒的心理都是很正常的。

減少你花費在社交網路媒體上四分之一的時間，不再時時被社群動態綁架，徹底回歸自我，並找回對生活的主控權。

你在宇宙世界中的冒險潛藏巨大而遼闊的未知，看來也許平凡，但其實它是神奇且不可思議的。現在這趟神奇旅程唯一缺少的主角就是你。

我從人生經驗中獲得了智慧，
因此我懂得如何在他人陷於困境時，
成為他們的避風港。
為此，我由衷感恩。

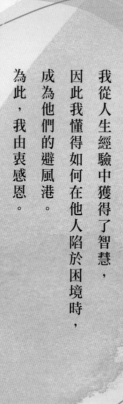

July

七月

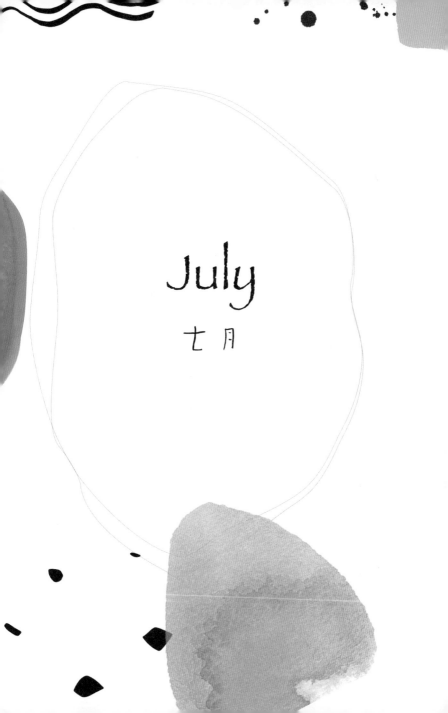

7月1日

給旁人多一點善意

懂得感恩的人，時時刻刻都心靈富足，充滿幸福。每天以微小的行動加強慷慨與寬容之心，並傳遞溫暖，能藉此深化你感恩的練習。當你能察覺他人很少注意到的自身天賦時，可以為自己，也為他人帶來無法估量的快樂。

在與人交談時，先表達你對某些值得關注之事的敬佩，比如讚美對方的技能或努力，同時也要對別人和他們所付出的寶貴時間表示感謝。

7月2日

你想要的答案，就藏在人生中

俗話說，「事出必有因」。但對於曾經歷過不幸、創傷、暴力或無數苦難的倖存者而言，這種因果定律的觀點既沒有任何幫助，在此也不適合使用這樣的說法。

你是倖存者，還是你所愛的人是個倖存者呢？即便是天賦異稟的先知，也無法全然理解你心靈智慧的無限寬廣，或是你內心世界的非凡深度。

就讓每一次的成功和恐懼來告訴你答案吧！

仔細觀察你的生活，並且自問：**我的人生經歷告訴我，有哪些方面需要治癒和獲得安全感呢？**

7月3日

混亂中的平靜

在你經歷徹底轉變的過程中，練習利用靜心冥想讓自己消除不安、煩躁並找回平靜是必要的。這是自我照護的關鍵要素，是使你的宇宙存在成為與天地萬物共生的煉金術力量。

也許你為世界的氣候變遷、政局的動盪不安，又或是日常生活中難以承受的爭執衝突等各種或大或小的煩惱所困擾，但事實上你並不孤單。每天花點時間，遠離現實世界的混亂，安住於你的內心聖殿中。透過你內在的力量，強化從固定靈性修持中所累積的深層平靜。你正準備以智慧、自信及非凡的智力，專注於徹底的幡然改變中。

當你的內在狀態變得清晰穩定，創意及洞見也將隨之開展，讓我們更容易看見新希望及更寬廣的可能性。

7月4日

我相信我的直覺

我相信我的直覺，會清楚引導我朝向此刻對我最有益的方向邁進。

7月5日

體驗內在的覺知

你對內在智慧的信心，取決於你是否願意相信自身與生俱來的能力，可以隨時與神祕而原始的引導系統相連結。

每天進行五分鐘的靜心練習，就足以支持你回到真我的道路上。當你能更熟練地辨識存於直覺本能中的洞察力時，你的內在認知會變成實用的資源，而不再是一團謎霧或負擔。

7月6日

我們因傷痕變得更美麗

你在生活中所承受的衝擊，會把你打造成自我療癒的專家。

在一生中，痛苦的挑戰總伴隨戲劇化、意想不到的事件阻礙我們前行。在經歷難以理解的失落後，我們面對著那難以修補、使人心碎的裂痕。

具有數百年歷史的日本工藝「金繼」或稱「金繕」，是一種修復陶瓷器皿的精緻手工藝技術。當陶瓷物品被摔壞、有裂痕時，並不會被丟棄，而是用精細的液狀金漆重新黏合在一起。無論是缺損或破碎的器物，金繼都坦然接受，視為人生之必然，更從不完美中發掘美的一面。

儘管經過金繕技術修復的物件仍有裂縫，但也因為這些精心修復的痕跡，更顯示出物件的珍貴。這種修復能力就是人人都需要的自我照顧。

不要試圖掩飾你失去、領悟及獲得的一切；你正隨著智慧和歲月的增長而更具成熟之美。

7月7日

覺察當下

請你覺察到你活在每個當下。

有些人可能會讓你以為，你並非出現在你大腦中所有念頭、事件或巧合的獨立創造者。事實上，你也是與人共同合作的變革推動者，和其他人並肩共創這個世界；你既獨一無二，但也與他人互有關聯。

放慢你的思維腳步，就能注意到機會就在眼前，並了解未來的自己會更具洞察力。

你要領悟到：你所尋求的事物，也正在找尋你。

7月8日

你神聖心靈的思維

心和腦之間的溝通，是動態、持續且雙向的交流，彼此都會不斷影響對方的運作。

你的心不僅富有知覺和直覺的作用機制，同時也屬於能反映神祕智慧的神經智能的一部分。

藉由專注呼吸，學習有意識地吸氣和吐氣，你能獲得超越肉體的非凡情感資源，並觸及生命的宇宙結構。

你的神聖之心，是理智的最佳盟友，故情感是必要的。

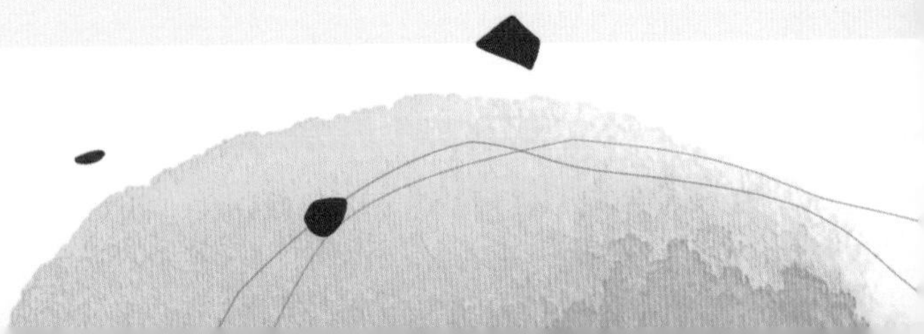

7月9日

化恐懼為信念

當我感到害怕時，我會把恐懼化為信念。我對自己的自癒力充滿信心。

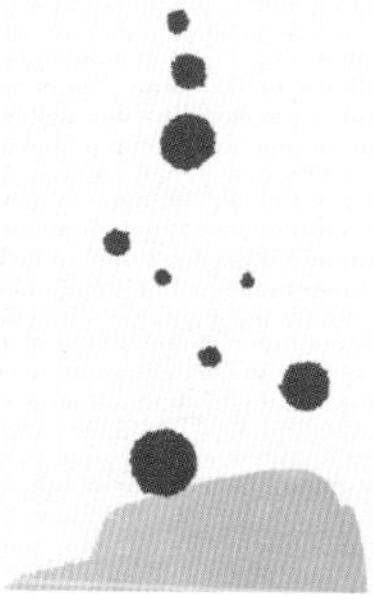

7月10日

你願意活在當下嗎？

抗拒活在當下會使痛苦加劇，倘若你未以溫柔的方式看待這種負面情緒，它勢必會以十倍的力道反彈，強迫你須予以正視。

此生你願意隨時活在當下嗎？你是否相信快樂是人生旅程中不可或缺的一部分？當痛苦不請自來時，你願意學習勇敢面對嗎？這些神聖的問題，與開悟無關。

在覺醒的道路上，唯一的獎勵就是你珍貴的臨在。

7月11日

你的過往是神聖的導師

「臻於完美」並不是我們此生的重點，犯錯與失敗當然也在所難免。花點時間問問自己：你是用包容的眼光看待過去嗎？換句話說，你是否心懷愧疚，在腦海中不斷重播尚未解決的衝突場景？

也許現在正是讓自己從創傷記憶中解脫、好好自我疼惜的時機。我們可能一不小心就被羞愧主導，因而無法召喚及發揮隨時可用的智慧。我們具有天生的智慧來療癒負面情緒，關鍵就在於如何讓這些智慧覺醒。切記：你的過往就是神聖的導師。

7月12日

與內在的治療師進行連結

想像你身體的每個粒子都是散發宇宙能量的光原子，你整個人都根植於神性之中。

當我們能理解生命就是創意的展現，並運用多維度的非凡力量時（這種力量是如此複雜，以至於我們善於思辨的頭腦都無法理解其中的無限智慧），就能立即與最真實的本性同步，讓身心安穩。

在醒來和入睡前，與你內在的治療師進行連結。藉由這樣的練習，你就能隨時喚醒靈魂的聲音。

7月13日

一切都是真實的

所有事物都是真實的，但並非一切都是相關的。你的靈魂和身體是彼此神聖的鏡子，能互相映照。這兩個面向都屬於你永恆的存在，透過存在於你呼吸裡所統整的意識而相互連結。

也許你認為，肉身實相並不是真實的這種想法，是一種靈性上的進步；又或者有人誤導你，說比起利用有形身體活出清醒及共享的生活，心靈智能其實是更優越的。

不要被那些幻想所愚弄，它們會誘使你不重視你的身體，又或讓你逃避必須承擔的責任。與其努力擴展到身體之外的境地，不如嘗試點亮你內心的明燈。你其實哪裡也不用去，你只需傾聽身體，回歸內在，感受當下的力量。

7月14日

與幸福保持同步

當我們處於健康的環境，就愈容易獲得幸福。你對生活的習慣性反應，可以依據需要而調整；你適應成長的能力，是與生俱來的天賦。

雖然你的情緒狀態和思維模式並非總能迅速改變，但只要有意識地專注在呼吸上，就能隨時獲得存於內心的巨大力量。

練習不同的呼吸方式，並注意它們有何差異。

每一天，都閉著嘴自然地吸氣和吐氣。

7月15日

為什麼我們都有「癮」？

神經可塑性是指大腦在一生中適應和轉變的能力，可以幫助我們順利面對周遭的環境和事物。其內在的無限潛力對於我們擁有完整的記憶非常重要，當必須面對無法逃避的殘酷事實時，也能幫助我們修復傷痛。

上癮就是大腦中神經元的固化。在這個「成癮時代」，上癮除了能帶來身體的享受，產生愉悅感，甚至還能取代關係上的滿足，因為我們能透過成癮物質來補償愛、歸屬感及存在感，這些或許是在我們人生中非常匱乏的部分。

要擺脫上癮、獲得救贖的精神之路，就像任何艱難的旅程一樣，可能會令人痛苦萬分，幸而大腦具有自我改變、更改線路、自我療傷的神力。

提醒自己和他人：我們每個人都會有癮頭，但我們也能在與他人的關係裡獲得痊癒。

7月16日

你要好好愛自己

這個世界經常會不斷向你傳遞「你不值得、你不配」的負面信息，擾亂你的心，讓你無法專注當下。

承諾自愛，選擇保持堅定和努力找回自信心，是一種神聖、勇敢且有尊嚴的抵抗行為。

每個人對自愛的感覺都不一樣，某人會覺得親切、真誠與溫柔的感受，對他人可能並不適用。

暫時忘掉心理自助書籍和靈性導師所告訴你的一切，想想自己還需要做哪些事情練習自愛，就付諸行動吧！

7月17日

珍惜人生每一天

我們理應好好體驗和享受人生，卻往往在短暫的生命旅程中錯失美好時刻，徒留遺憾。

所有人彼此都共生共存，也與永恆且無法估量的心靈緊密相連。習慣逃避努力、避免失敗、自我設限和找理由推託搪塞，都是徒勞的，如此只會使你錯失體驗人生中的絕佳機會。別再逃避，請珍惜人生。

7月18日

成為他人的避風港

我從人生經驗中獲得了智慧，因此我懂得如何在他人陷於困境時，成為他們的避風港。為此，我由衷感恩。

7月19日

慶祝每一次的勝利

慣性忙碌的慌亂狀態，或看似無解的長期健康問題，令我們無法意識到這世上仍有好事存在。希望看似遙不可及，失落的痛苦在我們內心烙下難以抹滅的印記。

這時，我們可以做出積極的選擇，那就是開始練習「處於臨在」，活在當下，這也是個能轉變人生的決定。

在一天結束時寫下你今天獲得的勝利或成功，藉此重拾你內在的力量。這個勝利也許是一種感覺，又或許是一種具體可見的成就。但重要的是，你實踐了慶祝的儀式感。

7月20日

創傷後的療癒

想要在創傷後進行自我療癒，練習冥想可能難如登天。事實上，有時候甚至是不可能的任務。

對創傷倖存者來說，在試圖集中精神時會感到痛苦，或是努力維持平穩呼吸時會感到焦慮，這些都是自然的現象。很多時候，閉上眼睛或是背對著門安靜坐著等這些小動作，反而會妨礙他們探索冥想的好處。

如果冥想對你而言並非有用的工具，那麼就試著聆聽能讓心情平靜的音樂，或透過散步讓自己靜下心來，有許多種方式可以引領你進入自我觀照的覺知之中。切記：療癒的道路並非只能直線前進。

7月21日

不要安於現狀

你的神聖本性與它的靈性動能具有獨特又富創意的軌跡，它源於追求表達自我的無限潛能。

你是由波、粒子、空間和天體等意識領域所組成，或許以肉眼無法看出奇特之處，但別被簡單的外表所迷惑。你一直與人類共享的、浩瀚宇宙的原始智慧相連結，這個領悟會讓你努力探尋內心的渴望，並朝著追求的方向前進。

當你還有夢時，請將夢想擴大。如果安於現狀，生命就會失去應有的熱情。明白你此生是為實踐偉大的理想，不要只滿足於小小的願望。

7月22日

你的大腦就是珍寶

當你專注於呼吸進行冥想時，自然就不太會在意大腦在思考什麼——不論它的運轉速度是快或慢。

閉著嘴巴，自然地吸氣與吐氣，不需強迫自己用特定的方法呼吸，只要找出讓自己既不緊張、也無須改變的輕鬆節奏。

正念練習受到文化規範、獨特的歷史細節、地域（如海拔或氣溫）及時間概念的影響，因此我們無法將在某個國家隨意收集到正念的技巧，運用在另一個遙遠國度的某座城市裡。此外，整體的外在環境必須也納入考量。例如，對於生活在地平面的人們而言，在高山峻嶺中進行的藏族修持方法就未必管用。

你的大腦就是珍寶，一定要給它正確的藥方。

7月23日

練習睿智的洞察力

把我的所思所想與值得信賴的人分享是明智之舉。我練習洞察力，並與可靠、懂得關懷且能激勵我的人建立友好關係。

7月24日

讓自己愛上「愛」

人際關係裡的互相依賴，是靈性療癒工作中必備的技能。在自我實現的道路上，你的覺醒是個寶藏，可以引領你從獨立的個體進入與人產生連結。你要把這種覺醒轉移到夥伴關係、與你情同家人的那些人，以及深厚的友誼中，這樣自我肯定的練習才完整。讓自己愛上「愛」，讓你的心因為充滿喜樂而變得更雀躍。

7月25日

消除隔閡

我們會很自然地相信，結合自己與他人不同的部分，能成為更好的自己。有些人誤以為，此生的目的是要提升心靈層次，極力達到無論我們所愛的人是否存在都不再重要的境界。但其實這是一種與現實脫節的觀點。過著極度孤獨的生活或許（暫時）會令人覺得比較輕鬆自在，然而在某個時間點，這種脫離塵世的幻相和期望自我封閉的妄想就會無以為繼。會感到脆弱，以及必須與人建立親密關係，這兩者都是實現自我的神聖工作中的一部分；透過學習與人同在的神聖藝術來克服孤獨吧。

7月26日

設立界線，責任不要都自己扛

你認為人生中的每個錯誤和遇到的困難都是你的責任嗎？還是你會讓其他人也與你一起分擔呢？

我們這些富有同情心、重感情的人，往往會把許多重責大任往自己身上攬。我們背負著本該是施虐者才會產生的罪惡感。我們活在懊悔或自責中，但這些感受理應由故意占我們便宜的那些人承擔。

也許獨自承受所有的苦痛比較容易，因為當他人不願擔負責任時，你原先就不抱任何期望，自然也不會感到失望。但別人的行為不該由你負責，你必須設下自我界線，不讓人越界傷害到你，才能維護自己的心靈健康。

為了能繼續保有你的良善，不使他人過度依賴而耗竭自己，請允許他人承擔責任。

7月27日

用靈魂之眼審視內心

安靜地坐在一個能讓你感到安心的地方，閉上眼睛，凝視你內在的每個部分。將注意力放在初始和充滿智慧之處，那裡充滿純真的寶藏與豐盛的象徵。在超越語言、思想和時間的原始浩瀚視野中，你永恆的自我可以見證你是凡人的那個部分。

每當你欲振乏力，或是面對無法化解的衝突而倍感壓力，花點時間用你的靈魂之眼凝視自己的內在。看見內心最真實的自己，才能找回平靜。

7月28日

我能掌控焦慮

藉由練習靜坐冥想和應用我所擁有的工具，我就能掌控焦慮。

7月29日

冥想首重安全，而非噱頭

想要藉由冥想，讓神聖的臨在與覺醒的生命互相結合，必須先注意安全。研究顯示，與靈修之路所宣傳的任何練習或技巧相比，跟好老師建立安全且互相尊重的關係，遠比追求精神進化更為重要。

近年來，靈修之路的特色是到充滿異國情調的遙遠國度旅行，像是遠征叢林、小島，又或是在月光下進行誘人的冒險之旅。這些經過美化的探險活動，讓人有機會與一群陌生人共同踏進未知的世界。然而這些安排通常只是一種剝削，目的是利用個人與內在聖殿的薄弱連結以從中牟利。

問問自己：我現在是否心靈過於脆弱而無法旅行？我想要的是冒險的刺激，還是不會造成二度傷害的療癒體驗？總之，請小心慎行。

從創傷後壓力症候群中找回平靜的自己

7月30日

或許創傷後壓力症候群在你內心造成巨大的陰影，又或是每當你遇到相似的情景就彷彿回到創傷事件當下。這些狀況會使生活充滿無解的難關，你感覺自己就快被排山倒海襲來的痛苦淹沒，苦難似乎永無止境。

對自己許下承諾，誓言要讓平靜重回生命中。假如你從未感受過平靜，那麼就從此時此刻開始做起。

你是神奇的建築師、靈魂雕塑家，是充滿可能性的神聖藝術的宇宙傳播者。當你擁有駕馭渴望的勇氣時，沒有任何事能阻擋你。

讓內心的平靜安穩由內而生，你早已是智慧寶石的化身。

7月31日

跳脫自我背叛

每一個偉大的轉變都始於不易察覺的變化，而這些變化乃源於每次做出一個正確的選擇，也就是停止自我背叛的強迫行為。你必須捫心自問：有沒有可能是因為我不願放棄自己善良且真實的本性呢？

要知道，當我們背叛自己，就會落入自我欺騙的框框，繼而扭曲事實，怪罪別人，以合理化內心的自我背叛。

為了修復你與自己的神聖關係，你必須承認你無法背叛自己之處。接受你可能不願意改變，想忠於內心的事實，這已使你向前邁進了一大步。

相信奇蹟就是「平凡的日常」
把奇蹟看成就是在你身邊發生的事情，
奇蹟就會倍增。
選擇接受比你想像中還要更多的東西，
並相信自己有能力領受來自宇宙的禮物。
當你愈能敞開心胸去接受，宇宙就會給你更多。

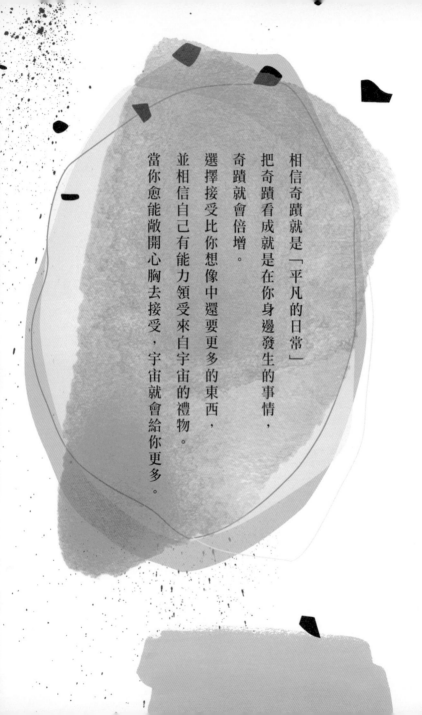

August

八月

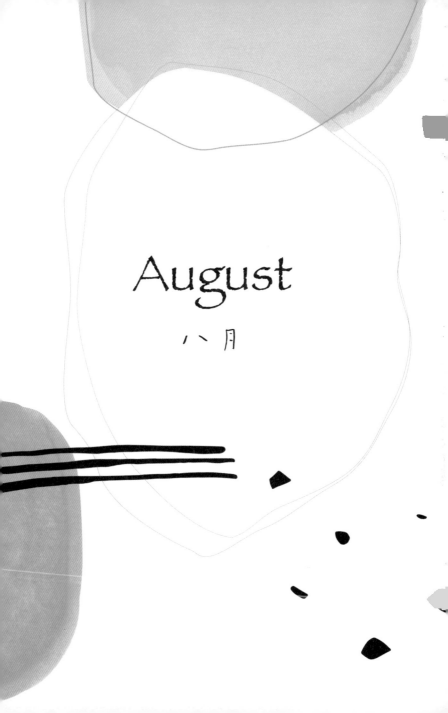

8月1日

避免靈性上的傲慢與歧視

希望創造意義是你渴望了解或接受生命經歷的自然反應，但是並非所有的事情都可以創造意義。向謙遜的力量敞開心扉，你將遇見神祕而微妙的智慧。

我們常說「事出必有因」，但這並非總是有效、合理或善意的說法。每當我們堅持自己已能領會（或解釋）浩瀚宇宙秩序中的萬能智慧，就會在靈性傲慢（spiritual arrogance）中迷失自己。

認為對方做到你認為有靈性的事，才是真正獲得開悟或具有靈性，這就是所謂的「靈性傲慢」。然而我們獲得的經驗都是回歸到自身內在的提醒，與他人無關。每個人都走在屬於自己的靈性道路上，也都會得到啟發和感動。

我們應該放下在物質世界中「異見」的批判與責備，尊重他人的選擇，
如此，我們將獲得全然的自由與輕盈。
現在就練習說「我不知道」的藝術。

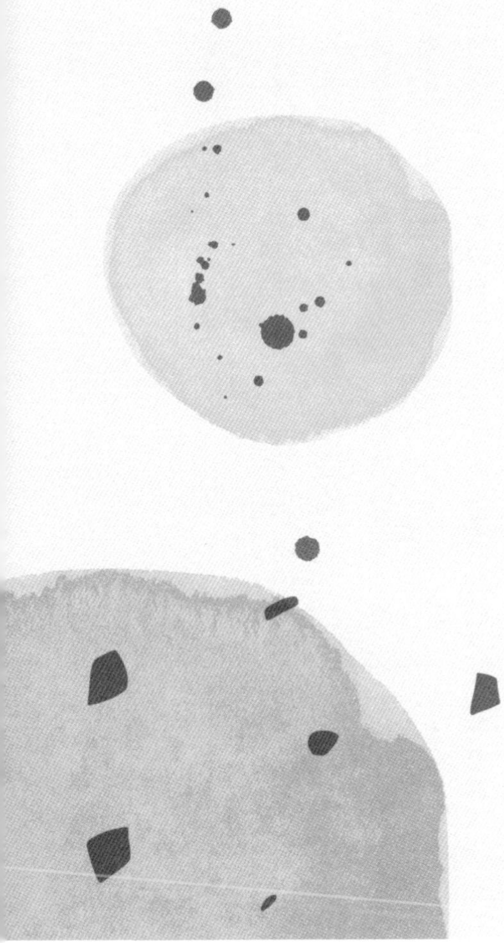

8月2日

採取明智的行動

你充滿智慧的大腦，是神祕智能的源頭；當它與內心的直覺力相結合，你就會處於全然臨在的狀態，進而能採取積極的行動。

無論做任何事，或面對任何情況，只要你能慎思熟慮，冷靜自持，就不會出於衝動下決定與魯莽行事。

有意識地對你的選擇和機會做出適當回應需要時間練習。你的整體人生是由微小的瞬間所累積而成，而這些看似不起眼卻閃爍著光芒的細節，最終會累積成歲月的歷練。

就像每次只進行一次呼吸，用「一次只做一件事」的深度專注力，採取明智的行動吧。

8月3日

你的脆弱是神聖的

你在社交網站或與同事閒聊等非正式場合，會分享過多的私事嗎？乍看之下，樂於分享或坦承自己的弱點，似乎是與人建立和諧關係，或是能融入同儕的好方法。

只是，我們常與幾乎不認識的泛泛之交討論生活中的敏感細節，又或總是在社群媒體張貼私人性質的貼文，暴露隱私，這麼做會讓自己愈來愈像透明人。

「渴望被關注」是人類最基本的需求，很多人都想方設法討好別人或努力經營人脈，我們也的確需要展現真實的自己。能接受到他人的積極回應，那種互助關係才踏實、持久，對身心也有幫助。

然而，社交要從展開有意義的連結開始。你知道你的脆弱是神聖的嗎？

8月4日

留一點愛來愛自己

我們會在有意或無意間會展現自身的恐懼、擔憂或弱點，讓他人感受到這些感覺或特質。但你可曾想過，我們的天賦才華和善解人意，也會如何利用同樣的方式向外投射嗎？你會擁抱和讚美自身的正向特質，還是對這些優點視而不見？

當你總是把愛與善意給予別人，你就失去體驗內在正能量的機會，而成為自我懷疑的低自尊者。

別再一味放低姿態討好他人，現在，就用你與生俱來的良善多為自己設想，好好愛自己吧。

8月5日

心跳的靜心力

每一次心跳都彌足珍貴；當我們專注在呼吸上，每一刻都是能通往療癒契機的大門。

無論你是歷經失業或裁員覺得鬱悶沮喪、與人產生嚴重意見分歧而憤怒不已，或是自信心遭受重創打擊，在任何使你震驚和痛苦的時刻，都試著把注意力集中在你心跳的神聖智慧上。

記住，當你感到憂鬱、憤怒或不安時，你都有機會練習安住在「如是接受」之中。

把手放在胸前，感受你的心跳，在呼吸時把注意力放在自身，並察覺內在的力量。

8月6日

愈能開放接受，宇宙就愈容易給你

選擇接受比你想像中更多的東西，並相信自己有能力領受來自宇宙的禮物。

當你愈能敞開心胸去接受，宇宙就會給你更多。

8月7日

走下去，才是唯一的出路

你需要做的，就是「做對下一件事」。因為你生命中的每一天，都建立在你每分鐘所做的選擇的基礎上。

對過去的悔恨和對未來的焦慮，會使我們原地踏地，動彈不得。無法改變的事實也令我們感到緊張不安、提前擔憂，又或不斷反芻過去的失敗。這時能帶領我們前進的最高練習法就是：一步一步來。

當你失去採取行動的希望與動力時，先寫下三項今天一定要完成的重要任務。接下來，先完成清單上的第一個項目；告訴自己踏出一步就已足夠。

記住：走下去，才是唯一的出路。

8月8日

每個平凡的日常都是奇蹟

從今天開始，告訴自己奇蹟就是「平凡的日常」。你經歷的一切，都證明你存在於眾人共享偉大而浩瀚的宇宙奧祕中之重要性。

大多數人窮其一生尋找奇蹟存在的證據，從這一次相遇到下一個邂逅，總是不斷期望會出現奇蹟。但事實上，我們自己就是由奇蹟的原子結構所組成。

你能閱讀這些文字就是個奇蹟；你能與所愛的人手牽手也是個奇蹟。當你相信奇蹟，奇蹟就會發生。把奇蹟視為發生在你身邊的事情，奇蹟自然會倍增。

8月9日

嘿！來做白日夢吧！

做白日夢既非浪費時間，也不是孩童的專利。你的創意就是無限智慧的泉源。

玩心是專注內在快樂的無窮力量，也是能欣賞直覺的敏銳天性，無論你是否仍記得童真的存在。

跳脫尋常線性思維的模式，將會讓你的思路更清晰、精神更專注。

擁抱你的想像力，並體認到其實每個人都是藝術家。

8月10日

靈性的進化

遭受關係創傷後所遺留的影響，會妨礙我們安住當下時所需要的平靜。對於曾經遭受虐待、暴力或難以理解的悲劇的人來說，他們必須明白沒有人能夠改變過去，而且那些過往的事情絕大部分都不是你的錯。你的當務之急是懷抱韌性勇敢前行，你的潛能就是勇氣的神聖燃料。全心投入你靈性的進化，一切都是有可能發生的。

8月11日

適時調整人生目標

把人生想像成神祕的系統軟體，就好比是具備按鈕和齒輪的宇宙矩陣。當你利用被夢想所觸發的本能執行自由意志時，由於因果關係一直在發揮作用，若你能明白預定的計畫可能會改變或中斷，對你將會有一定的幫助。當你內心開始慢慢產生變化，就努力自我調整；遇到環境改變或遭逢逆境時，就學著適應。盡可能重新調整人生目標，在新的願景中找到快樂。

8月12日

慶賀自己的成就並激勵他人

我會用自身的成就激勵他人，同時也慶賀我獲得的成功。

8月13日

自我懷疑才是你真正的阻礙

也許你已經習慣質疑自己的想法與信念。你是否相信，你的每一個想法都會成真；又或是任何潛入你腦海的負面念頭皆會令你坐立難安，因而不斷上演著內心小劇場？

不妨換個角度想想，或許你的信念並非障礙；相反地，是你根本不相信真正的自己是了不起的，這樣的自我否定才是導致你苦痛的最大原因。

別再懷疑自己的非凡及與眾不同，如此，你將對自身高深莫測的智慧重拾信心。

8月14日

關注你的基本需求

在靈性道路上學習到的殉道式修持，會讓人感到身體疲憊、創意枯竭、內心痛苦，也會分散你整合意識覺知與具體存在的能力。

相互依存是你在追求精神進化時不可或缺的一部分。我們與他人的關係，以及我們選擇接受或拒絕所產生的影響，讓我們成為自己應該成為的模樣。放棄這個物質世界，可能會讓我們在無意間與自己脫鉤，不再相信基本需求具有任何意義與價值。

與你所需要的資源保持連結。當你加入幫助他人的行列，就能超越生存的目的而更加進化。

8月15日

認清現實

我們已經慣於相信，進階的靈性實踐，反映了一種冷靜而超然的自主性。我們之中有許多人進行過無數次的閉關修行，也曾與許多冥想導師一起學習，期望能達到平靜美好，完全不受情緒干擾的境界。

認清現實生活並非愚者的遊戲，相反地，它是智者的財富。當你與人性以及不可避免的痛苦同在，就愈能體會「快樂皆為短暫無常」的事實。專注自身的感受是一種神聖的練習；你天生就深諳此事。

8月16日

行動就有力量

我將靜心練習應用在現實生活中。我也會採取鼓舞人心的行動，使自己與他人受益。

8月17日

謙遜的力量

如果你渴望達到絕對理解（absolute understanding）的狀態，將會使你的覺知受限。

你是否能坦然接受沒有答案的情況？現在，請你想像有片一望無際、波光粼粼的海洋，你所有的問題都由此而生，也將回歸於此。

你謙遜的力量，來自於你明瞭「追根究柢」並不如你所想的那麼有用。

8月18日

回到生活的當下

你相信你的心靈歸宿位在他方嗎？現在正是領悟的好時機，去察覺不管你身在何處，那裡就是你的精神家園和心靈故鄉。在那裡，你的心能夠全然獲得平靜。

即使我們努力想找回神聖的記憶，但忘記自己神祕的生命起源是很正常的。你唯一該做的，是把你的注意力帶到此時此刻正在發生的事，在不斷重回當下的過程中，讓自己找到安慰，讓心有所寄託。

練習臨在的藝術，就是你靈魂最深處渴望的至高表現。

8月19日

療癒被拋棄的傷痛

不論是被個人或群體拋棄的傷痛，都是刻骨銘心的感受，你會覺得自己丟失靈魂，只剩一具虛空的軀殼。

被辜負和拋棄的傷痛就像鑽石，它的各個切面會在難以捉摸的光線折射下閃爍不定，忽隱忽現。

被人遺棄的痛苦是刻骨銘心的，你可能產生「我不值得被愛」或「無法相信別人」的想法。療傷的最佳方法就是與致力活在當下的人，建立充滿安全感及充滿愛的關係。

雖然有人已經拋棄了你，但是你的精神本質從未遠離，它始終存在。

8月20日

天生有愛

你的身體天生就會接受和付出愛。你的五感設計都是為了讓你帶著具有覺知的智慧來面對環境，這需要秉持真誠互惠的態度。

友誼、伴侶及親人這些能在健康環境中成長茁壯的人際關係，是人類在自我實現的過程中不可或缺的一部分。

意識需要靠具體的表現才會被看見；去體現、分享或與人進行內心交流，就能改變自己。

人際關係是你在靈性旅程中精進的必要助力。

8月21日

諧振式呼吸，讓你從混亂中回復平靜

想讓自己從混亂的狀態中回復平靜，減低焦慮，你可以在需要的時候練習諧振式呼吸（coherent breathing）；如果可能，一天練習二十分鐘。諧振式呼吸是有意識地以一種放鬆的方式呼吸，讓神經系統恢復平靜。隨著每次呼吸，讓更多血液和氧氣輸送到心臟，接著帶動更多氧氣流向全身的細胞，最後提升每個細胞的運作效能。

8月22日

生命就是一幅馬賽克

我俯身撿拾人生裡的每個小碎片，盡己所能地創造出一幅美麗的鑲嵌畫。

8月23日

願我和所愛的人都能獲得愛與良善

研究指出，進行正念練習時若把心思專注在「愛」上，會滋養你與自己的關係，並為大腦帶來正面的改變。

當你的意念注入真誠的希望，願意把愛當做良藥獻給自己和他人，就是在訓練大腦將溫暖與人際經驗相互連結。

現在，把一隻手放在心上，另一隻手輕放在頭頂。當你自然輕鬆地吸氣、吐氣時，默默地對自己複誦：願我自己和所愛的人都能獲得愛與良善。

8月24日

推動願景前進

在你感到懷疑或焦慮時，對自己悄悄複誦這個心咒：「儘管困難的時刻來去不定，我也不會放棄；我明白堅持到底終將成功。」

為了改變外在的現實狀況，並為持續的進化做好準備，你可以透過靈性修持來培養毅力。在追求改變的過程中，你可能會經歷令你感到惶恐不安的蛻變階段。

為了推動你的願景前進，你要以強者的姿態屹立在宇宙之中。

8月25日

面對情緒洪水的技巧

假如我們經歷過劇烈的創傷壓力，神經系統就容易產生情緒氾濫，導致神經智能迷失方向。

換句話說，情緒洪水就如同字面上的意義：它像是一場情緒、感受或念頭的潰堤，使你無法清晰思考和輕鬆應對他人。

人們普遍誤以為情緒氾濫是心靈上的問題，並企圖用心智加以控制，但這個方法並非總能奏效。

在你的冥想練習中加入肢體動作；例如，嘗試步行冥想、在靜坐前先運動，或探索其他能激發你身體覺知的練習。

8月26日

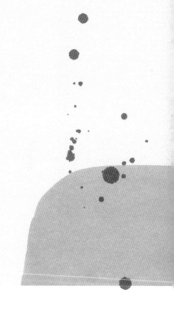

和感覺交朋友

練習轉換你的語氣，改變你所用的詞彙，以免自己說出或需進一步解釋那些讓你感到不舒服的事情。

人們通常認為恐懼就是憤怒，錯把壓力當快樂。每一天，我們都在努力說出自己的感受，為它們賦予意義或加以合理化，卻忘了發掘在我們所關注的事物之下究竟隱藏著哪些未知的感覺。

別再為你內心的每一種感受命名，或分辨那究竟是什麼感覺，試著說出你注意到的身體感覺。你對情緒的容忍度可能和你對感覺的包容力是不同的。

8月27日

隨順生命之流

靈性修行之路對每個人而言都是獨一無二的；對某人有用的冥想練習，對另一個人來說可能根本無益。有時，你靈魂煉金術的力量會挖掘出一條內在意識的河流，我們每個人也會以不同的方式認識直覺。

你無須逆著生命之河而游，它會帶領你往正確的方向前行。就像水永遠知道該如何流動，驅動你存在的生命力本質也是如此。

8月28日

與群體重新建立連結

儘管我想要離群索居，但我還是盡可能地適時採取一些微小的行動，與群體重新建立連結。

8月29日

感官練習

開始或深入靜坐冥想練習的一種有效方法，就是使用單一感官，又或同時運用多種感官。

雖然人們普遍以為靜坐就是一種坐著的練習，但你可以試著把意識帶入你覺得平凡的日常事務中。

你身體智能蘊含的神聖優雅，將會透過感官知覺的練習展現出來。比如，你可以試著把注意力放在房間中長方形和圓形這兩種形狀的物品上。

當你把意識帶入呼吸時，專注地看著四周，如此，你就能駕馭視覺的力量。

8月30日

少道歉，多感謝

你經常向他人致歉嗎？你認為自己的存在對他人而言是一種負擔，或者你所犯的錯誤會造成別人的不便？

儘管道歉可以表達一個人的禮貌和善意，但也要注意自己是否太頻繁表達歉意。

與其為你遲到幾分鐘而道歉，不如感謝對方耐心等候。盡可能用「謝謝」取代「對不起」。

8月31日

把渴望說出來

與自己和他人清楚地進行溝通，對於喚醒內在神聖的渴望至關重要。何謂神聖的渴望呢？就是你期盼實現的任何願望或夢想。

你的靜坐冥想練習可以支持和穩固你的能力，讓你注意到對你具有意義的希望及快樂的願景。

一旦你意識到自己的神聖渴望，如一段關係、轉換職場跑道，或財富自由，下一步就是明確表達出你的渴望。

我們當中有太多人不是隱藏自己神聖的渴望，就是忘記它們的存在。現在，就邀請神聖的渴望前來吧！把它們說出來，並盡可能清晰地描述出這些來自意識層面的訊息。

我們需要他人的支持和溫暖。
在靈性之路同行的朋友，
可以為我們的練習帶來臨在的力量。
當我們齊聚一堂祈禱或舉行儀式，
就是共同擴大修持的願力。

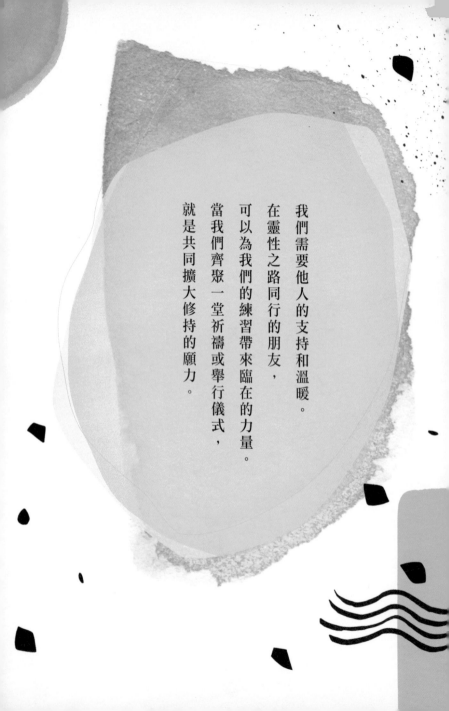

September

九月

9月1日

存在，就是無所不在

「如是」（being）的另一個同義字是「存在」（existence）。

我們的一生就是一場覺知的旅程，展開的過程可以是數年，也可以跨越數十年。從你誕生的那一刻起，你就開始從無形的意識到實體的物質，探尋著自身原始的本性。

你的存在同時包含肉體形式和趨動生命的原力。你不需匆促地透過自我探索的過程來整合不同的自我。當你在做任何事時，就代表你存在，你無須費力追求「存在」這件事。

9月2日

感覺你的感受

每一種感受都是我們的盟友，當我們抗拒來自深層情緒本性的意感*經驗，就會阻礙自己發現其中所蘊藏的智慧。

為了要深入了解自己，你需要先感知所有的感受，探索你的內心世界。如果你想用某種不舒服的感覺來練習，可以定時五分鐘，並播放會令你覺得舒服的音樂。你可以閉上或張開眼睛，邀請這種感覺坐在你身邊，並仔細覺察：這個感覺告訴你今天需要做的是什麼樣的自我關照呢？

* felt-sense，由美國哲學家和心理學家簡德林（Eugene T. Gendlin）所創，這是他研究和開創身心靈聯繫技巧「生命自覺」（Focusing）的核心，「意感」是嘗試更全面領會一個問題或情況時所出現的感覺。

9月3日

靈魂指南針

你能想像自己的靈魂有個指南針嗎？如果你曾去過野外，勢必用過指南針幫助自己在陌生的環境中前行。

在遼闊的荒野，惡劣的天氣會毫無預警地出現。就像你會用指南針尋求安全或避難處一樣，你的靈魂同樣也能夠仰賴自己的本能邁向神聖的進化。

我們常會擔心迷失方向，但你永遠都不會遭遇險境，因為你隨身就攜帶著一顆北極星。

相信你有能力跟隨靈魂的指南針前進。每當遇到困難，就靠你的靈魂指南針來引導你。

9月4日

全心投入快樂中

也許你喜歡冥想，是因為你希望可以使大腦獲得平靜、療癒過去的傷痛，或是培養一種更清醒的視角。這些固然都是有價值的意圖，但當你把靜心的焦點轉向體驗快樂時，才能發現定期練習所帶來的最好禮物。

在這一刻，也許你根本無法感受到快樂，但沒關係。如同清泉能逐漸累積成一池清澈平靜的湖水，你內在流淌的喜樂之河，同樣也是有力且不可估量的。

9月5日

擴大內在視野

每次我練習靜坐，或探索冥想，就是在擴大我內在視野的智慧。

9月6日

在靈性成長之路結伴同行

在極度痛苦的時候，獨自練習冥想不會有任何幫助，我們需要他人的支持和溫暖，幫助自己度過難關。在靈性成長之路同行的朋友，可以為我們的練習帶來臨在的力量。

當我們齊聚一堂祈禱或舉行儀式，就是共同擴大修持的願力。對一個生活在群體裡的人而言，與他人相伴和維持親密的人際關係，能使他有信心與力量活出生命的神聖藍圖。

並非只有高級的修行者，才能加入團體共同冥想。你可以每週一次邀請一、兩位朋友，大家安靜地坐在一起，這種同在將會滋養你的身心靈。

9月7日

為現有事物創造更多空間

與其急著逃離黑暗、絕望或孤獨的體驗，我們可以轉念，改用練習自我疼惜的慈悲心態來面對這些感受。

憂鬱不是我們有意識地去選擇的情緒，承認失落也會令人痛苦，但「接受當下」是一種能善待自己的溫柔方式。

為了躲避負面情緒所付出的努力，有時比與它們共處更累人。當我們接受存在的真相，存在自然就會發生改變。

9月8日

好好說再見

儘管不告而別已經變成一種常態，我們仍須明白，突然斷絕人際關係常會造成傷害。

你具有神祕的智慧與深刻的直覺力，你的本質是為了與人連結而設計的。我們都不適合以突如其來或令人失控抓狂的方式從人間蒸發。

假如生命中有個你希望與他保持距離或從此不再相見的人，你可以帶著覺知練習該如何與對方道別。

覺察自己想與人分手或斷絕音訊的方式。你該如何讓人知道，自己只是需要更多的空間和時間呢？

9月9日

覺醒的剖析

你靈魂的宇宙結構和貫穿你整個生命的原始智慧，都是為了容納你期待活出「完整的自己」的夢想。

在你深刻的記憶，以及與光明內在知識（即自我理解與反思）的接觸中，存在著一種令人讚嘆的複雜智慧。推動你靈性成長之路的宇宙能量是十分驚人的。

有許多人執迷於追求覺醒，但真相是：你一直都處在覺醒狀態中，只是你忘了此事。

9月10日

尋求支持

為了在起伏不定的生活中始終保持練習靜坐冥想的習慣，你可以向經驗豐富的人請益。每個練習冥想的人，對正念都有不同的體驗。關於「練習臨在」這件事，一般人都有太多的錯覺，又或賦予神祕的色彩。不要自我孤立或試圖裝酷，不論靜坐的初學者和進階者，其實都會在回到真我的神聖旅程中，經歷充滿挑戰的時刻。

沒有人可以獨自走得更好或走得更遠，但有些人會散發出你可以信任的善良特質。

9月11日

終其一生，讓夢想成真

我們的人生目標是創造一道壯麗宏偉的弧線，這需要用一生的時間才能讓美夢成真，並要以明確而專注的動力身體力行。

我建議你在冥想狀態下刻意探索人生。也許這種做法可以釐清你現在究竟需要體悟什麼，也會讓你勇敢認同並接受自身的天賦。

9月12日

戒除壓力

我透過將廣闊無窮的臨在融入生命中，以及尋找新的休息和回復方式，以解除壓力。

9月13日

允許自己好好悲傷

「失去」這件事會永遠改變你。糾纏你的複雜情緒或許無法獲得舒緩，也可能對你而言意義重大，但你會隨著時間流逝變得更堅強。

冥想的練習無法平復深層的悲楚，但它可以療癒你與來來去去的痛苦間的關係。

允許自己度過那些似乎無法熬過一切的日子，在最黑暗的時刻，在呼吸帶來的光明處安歇。畢竟不是每個人都能在你承受巨大苦痛時陪伴你。

9月14日

追求美好的感受

你可能不自覺地養成了一種不良習慣，那就是大部分的時候，只專注在生命中消極和匱乏的面向。

快樂的確是一種極度脆弱的情緒，對於倖存者來說，它也是所有感受，又或是我們所追求的眾多事物中，最危險的一種感覺。

假如你知道沒有任何東西可以傷害你，或奪去你發自內心的喜悅，今天你會做些什麼不同的事情呢？

假如你始終都在克制自己感受你應得的美好，那麼現在就從最基本的方式開始，重新把快樂帶回生活中，以支持自己做出追求美好感受的決定。

9月15日

善待極度的恐懼

我們當中有些人曾經歷令人震驚的不幸或使人膽寒的恐懼，這些強烈的情緒會瞬間讓人遠離當下，無法好好活在此時此刻。也很可能你的家人、朋友或摯愛的人，都無法理解你的某些感受。

假如你發現自己處在缺乏外援的環境，花點時間舒緩自我。你可以利用練習諧振式呼吸，並專注於生命中進展順利的部分，以獲得內心的平靜。

9月16日

破除盲目的信仰

在我們經歷背叛的所有方式中，精神上的背叛是最具情感殺傷力的。上師、牧師、精神導師、薩滿靈媒，以及各種自稱與某種精神存在或神祇有更高一等關係的人，都可能造成我們盲目的信仰。為了打破這種狀態，你必須重新找回自己真實的本性。

想要強化你與神性的連結，有各種不同的冥想技巧可供選擇。盡可能多方嘗試，直至找到令你感到踏實又安全的方法。

9月17日

你生命的意義

我們不是靜止而一成不變的生物。我們是成熟的生命體，擁有巨大的智慧，以及永恆且無限的資源。

你必須明白，探索生命的意義本來就是一段不斷進化又巧妙的旅程，不可能在短短的一天之內就完成。

你是一顆神祕的寶石，可以活出生命的無盡寶藏。這場探索精彩無比，你可能需要花一輩子才能與命運相遇，並進而理解和實現你的天命。

9月18日

當恐懼無法消失

當恐懼無法消失，我會選擇練習臨在，盡全力與當下的感受做朋友。

9月19日

寧靜的革命

也許你為了適應眾多的混亂狀況，還有處理更長的待辦清單，這些煩心事都持續為生活帶來壓力，消減了你的耐性和樂觀，你也可能會將單純的疲勞誤認為是其他原因導致的病症。總之，現代社會忙亂又急促的步調，會嚴重破壞你的生活品質。

為了抵抗已成常態的超額預定、過度計畫和加速前行等諸多現象，你必須選擇慢下腳步。如果你希望能與自己的靈性本質保持有意識的連結，就開始進行一場寧靜的革命吧。

9月20日

選擇體現自我的道路

你是由大地和星辰所組成，這意味你沒有理由選擇只崇拜天空。你的肉體是你居住於地球的神祕皮囊，而你靈性的起源也未與你所站踏的陸地分離。

也許你已經習慣相信，至其他領域進行探索是開悟的必經過程，但事實上，真正明智的覺醒正等著你去感知。你此生短暫的存在，正賦予你的宇宙智慧具體的形狀。

9月21日

感覺地心引力的重量

你可以注意到地心引力是如何支撐著你，讓你感到踏實、安全、平靜、沉穩嗎？你可以感覺到肩膀和膝蓋的重量，以及衣服在身上的重量嗎？

靜下心來，感覺你的呼吸；注意氣息在你體內的流動，觀照它如何自然地變柔和及輕鬆移動。這個當下，呼吸安住於何處？現在，呼吸安住於何處？

9月22日

煉金術師的內心

煉金術師的內心對於轉變無所畏懼，因為在心臟的四個心室裡都蘊藏堅定的勇氣。你可以重生，你的心跳也有自己的節奏。

為了善用你身為煉金術師的天賦，在神聖的任務中能夠轉化和蛻變，你應專一地「用心」練習。這顆鍊金術師的心，是一座充滿勇氣和希望的聖所，也是你力量的來源。

你的韌性取決於你對自己身分的信念——你具有掌握塑造「無常」的技能，是能改變宇宙的使者。

9月23日

用呼吸療癒心靈

你的感覺和想法是如此緊密地聯繫在一起，以至於你無法分辨究竟是你的情緒在主導認知，還是思維模式塑造了你的感知體驗。

我們誤以為運用意志力就能平息或療癒焦慮的念頭，然而這樣做只會使你更加欲振乏力。

想真正有效地改變你的想法和感覺，可以運用呼吸的力量。改變你吸氣和吐氣的速度與深度，才是穩定心情最溫和又最有效的辦法。

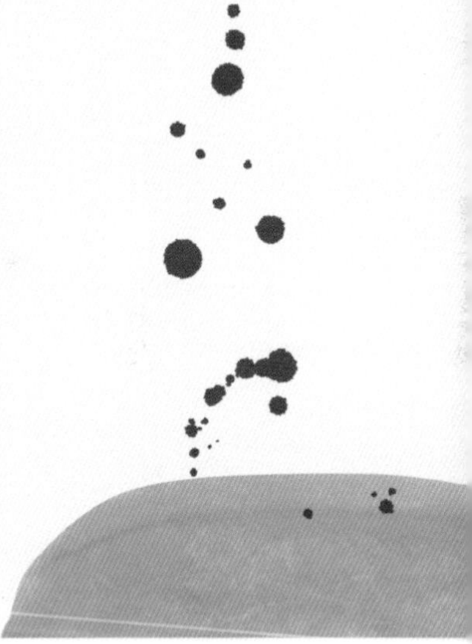

9月24日

超越時空的心航者

想成為心航者（psychonaut），探索非尋常的意識狀態，就是以心靈航員的身分來過這一生。

我們總想像自己是被拴在地球上的笨重身體，但事實上我們主要是由「空」所構成。你實體的外表，是由光、物質，以及一種我們無法完全理解的浩瀚所組成，它既神祕又優雅。

假如你覺得不夠踏實沉穩，又是恰恰相反，認為是不必要的重力束縛令你受困，那麼想像自己是扎根於超越你對時空理解的本覺智慧中。

在你的腦海裡，可以看見自己是了不起的心航者，你的頭穿越了雲霧，雙腳則錨定於宇宙之中。

9月25日

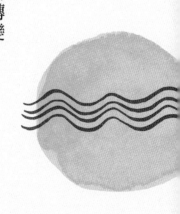

透過抵抗而轉變

我們經常把抵抗當作敵人，認為需要被控制或克服。你抗拒改變嗎？你對改變的厭惡，是否妨礙你在人生路上順利前進呢？假如你正努力實現某種形式的個人轉變，就必須學會把阻力視為友善的導師，透過學習如何抵抗以及如何養成新習慣，來達成你的目標。

9月26日

人生探險要趁早

人們常會後悔自己沒有勇氣實現夢想。一個規劃有限人生的好方法，就是優先進行需要靠強健體力才能實現的計畫。

你規劃目標的順序，若能按你已了解——體力會隨著歲月減弱（而精神耐力則可能會無限持續下去），你就能把人生設計成一場偉大的探險。最終，你可能更在乎的是自己錯過了內心渴望探險的呼喚。

航向遠方吧，去發現真正的你。

9月27日

真實就是你的聖杯

也許你正依循他人的腳步，又或調整自己神聖的渴望，以符合他人對你的期待。然而在任何時候，你都可能會對自己真正想實現的夢想產生覺悟。真實的自我，就是你人生經驗的聖杯，這代表你可以掌控人生。沒有任何事物能比追求讓你內心充滿喜悅的東西更珍貴。

你的靈性航道，是為了完成你最美好的夢想而設計的。

9月28日

你的內在力量

你內在的生命力，是原始智慧與光明智能的無限泉源，它們浸淫滲透在你的生命中；不論你是否記得自己的真實本性是神祕而優雅的。任何時刻，你都能藉由觀照內心以及與意識連結，為自己充電。冥想就是你的大門，是超能力，也是你身處困境或不安時能自我復原的資源。現在，就讓你的內在原力散發光芒。

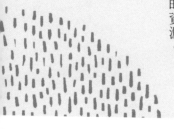

9月29日

為機會做好準備

你永遠不知道自己渴望的機會何時會出現。所以，無論你跨出的是一小步或邁出一大步，每天都要朝著你的夢想前進。

為準備迎接機會到來所做的冥想練習，可以自然而然地將正念覺知擴大至你生活的各個面向。最好的冥想就是永無休止的冥想，也就是說，你生命中的每一刻，都是體驗臨在的機會。

當你全然專注面對每個瞬間，就是隨時為各種順利的際遇做好準備。

9月30日

成為更好的自己

我正努力成為更好的自己。同時我也會尋找明智的辦法，來解決自己與他人所面對的困難考驗。

感恩能讓你看見生命中的好事，
而不是隨時注意自己哪裡不夠完美。
別再替自己貼上好或壞的標籤，
你的價值也不是靠與他人比較就能提升。
現在，就把「比較」轉化為「感恩」。

October

十月

10月1日

克服靈性逃避

所謂的「靈性逃避」（spiritual bypassing），是指用靈性修行和信仰，來逃避自己的痛苦、未消融的傷痛和成長進化的需求。當我們過度追求靈性生活，強調正面思考，反倒使我們無法好好清理自己的心靈垃圾。我們必須承認，靜坐冥想練習或沉思默想的生活方式，並不能取代有專業依據的心理輔導諮商，但冥想的確能有效輔助療癒心理傷痛。

靈性逃避就像各種過度的行為一樣，會讓我們看不見真實的自己，所以你該回到一些基本練習法，像是呼吸、感官錨定（sensory anchor），以及能安定內心的整合覺知。

10月2日

智如明鏡

我們的智慧就像鏡子，慾望、雜念、負面情緒就像鏡面的污垢。只要污垢去除，智慧就會如明鏡照見世間萬事萬物，洞悉一切真理。

你意識的某個層面就像永恆不變的鏡子，反照出一切現象的澄明特質，絲毫不會受到時空影響，它的光亮可以讓你避免受到虛幻的干擾，能安處於內在清晰且持續映照現實的倒影中，從此不再遠離真我本性。

10月3日

我們都有自癒力

雖然世事難料，有如光速般瞬息萬變。但每個人都有自癒力，能挺過人生的黑暗時刻，修復內心創傷。

10月4日

讓語言充滿力量與溫度

你的溝通能力，無論是透過手語、點字、說話、寫字、舞蹈，或是其他媒介，都是我們身為人類共同經驗裡的重要部分。

我們每天進行各種例行公事，卻沒意識到，能探索語言及其蘊含的複雜性，是多麼難能可貴的禮物。

在生活中，你是有自覺地與人交談嗎？你認為溝通產生的力量是理所當然，還是會讚頌這奇妙的機會，並適時調整你說真心話的才智呢？

10月5日

向小孩學習

一旦你決定成為終身的學習者，你的人生就會開始在靈性修持之路上進行冒險與探奇。

每天醒來時都抱持好奇心，是讓自己能更上層樓的靈性練習。承認自己所知有限是明智之舉，如此可以防止我們過度自信，或顯現不必要的傲慢自大。

假如你想獲得靈感，得到啟發，不妨到公園看看小孩是如何探索我們常忘記感受的自然奧妙。

10月6日

溫柔善待自己

我們想要盡速走完療癒的過程，以彌補失去的時間，這是很自然的想法。也許你的親友很希望你能及早復原，遠離傷痛。不過，當我們試圖加速重返自身與完整關係的道路上時，可能會忽視創傷對人生帶來的衝擊。要練習徹底溫柔地善待自己，你必須正視所有經歷確實是發生在你身上的事情。你生命中的變化是真實的，疼痛是真實的，而且感受也是真實的。假如我們真心想超越傷痛，必須設法對自己溫柔，必要時就把慈悲與自我疼惜當作良藥。

10月7日

把羨慕化為前進的動力

羨慕既非好事，但也並非壞事。

假如你學會辨識嫉妒心是引發緊張不安的明確指標，就能注意到念頭之下深藏的智慧。你可以穿越覆蓋著羨慕情緒的神祕面紗，並在這種情緒狀態下保持中立。

試想某個會讓你羨慕嫉妒的人。與其關注對方擁有什麼，又或散發怎樣的魅力，不如問問自己：我內心深處的渴望是什麼？這個人能如何激勵我實現從不自知的願望呢？

10月8日

全神貫注於每一刻

這一生中，假如你只把自己當作是個過客，又或像你自認為是個好司機，只是不小心在開車途中睡著了；無論是哪種狀況，你都將錯過發現自己是誰的寶貴機會。

當你與人談話心不在焉，或是做白日夢神遊他處時，可以慢慢地把注意力重新帶回到當下。

10月9日

我值得擁有

為了過值得擁有的生活，我選擇不再受限於自認為毫無價值的幻象中。

10月10日

對自己承諾，好好過一生

假如你或你所愛的人曾經歷過心如刀割的悲痛，導致你失去繼續活下去的力量，請利用這一刻反思，並將手放在心上，感受呼吸的起伏。

呼吸是人之生機所在，代表一個人的生命力。當你自然放鬆地吸氣、吐氣時，沒有任何事情是需要勉強自己的。感謝自己挖掘勇氣，去忍受深不可測且別人永遠無法理解的艱難。

當你無法再對另一個人許下承諾時，就把承諾給予你內在不需要外界支持的生命力。如果你能真正相信自己，就能成就超乎你想像的事情，創造出奇蹟。

從靈魂到每個細胞，都需要你好好滋養。掌握你無限的潛能，善用無常帶來的恩典吧。

10月11日

讓天賦發光

如同這個世界在尋找你的才能，你的天賦也會追求展現自己的管道。好好認識自己，就是你此生送給自己最好的禮物。

你的天賦不會停滯不前，它必須逐漸進化、發光。

10月12日

有些傷痛無法痊癒

不要把痊癒當作練習冥想的目標，要接受有些傷口可能永遠無法癒合的事實。

你人生中所產生的衝突、矛盾，與你自認為的靈性高低狀態無關，因為這些紛爭都再所難免。有時，生命中最深刻的裂痕，會讓你與內心產生最緊密的連結。

10月13日

把「比較」轉化為「感恩」

你會將自身的成功跟身邊其他人的成就相比較嗎？在省思的時刻，你的心智總是在比較和對照，它具有分辨事物的傑出能力，這是既寶貴又合適的工具。

然而，當你發現自己因比較的念頭而過度分心時，請改用慈悲的眼光來看待你內心的想法，心懷感恩地審視這種思考模式如何讓你遠離你所渴望的成功。

感恩能讓你看見生命中的好事，而不是時時刻刻注意自己哪裡還不夠完美。別再替自己貼上好或壞的標籤，你的價值也並非靠與他人比較就能提升。你要相信自己可以接受任何挑戰，儘管有可能失敗，但也無法改變你獨特的價值。

10月14日

人類是互相依賴的共同體

我們絕大多數人都生活在能改變意識層面的出神（trance）狀態中，在意識與潛意識之間的世界遊走。我們深信自己是自主的個體，以自由意志獨立行動。然而，每個人都是宇宙的一部分，彼此共享的互聯網絡影響著我們的所作所為。

我們心智的結構和功能會在人際關係中進化。我們經歷的傷痛發生在人際關係中，所需的解藥也存在與人的互動關係裡。我們需要維持與他人的聯繫，分享彼此的感受，給予支持與鼓勵。

萬物都是相互依存的。當你有意識地重返歸屬感，會發現人與人間真實而有意義的連結，正念的關注與臨在的練習能幫助你展現智慧。

10月15日

與恐懼為友

你是否和大多數的人一樣，曠日費時地處理不同程度的焦慮和逃避恐懼呢？

試圖逃避你的某些面向，會導致你對既定現實的反感，妨礙你與臨在培養寶貴的親密關係。

你可能會自問：為什麼我會如此想跟恐懼做朋友？這究竟意味著什麼？也許你受困於失敗的恐懼中，那麼，就邀請恐懼進入你內心最深處溫柔的安全感裡暫歇。覺察自己從「我是恐懼的」到「我感受到恐懼」的轉變，並體驗這種轉變帶來的你，以及你與恐懼關係的變化。

與恐懼為友不為敵，是與恐懼共處的第一步。

10月16日

在靜定中休息

定期練習靜坐冥想的一個好處，是你能在內心的靜謐中獲得深度休息，並透過這份寧靜滋養身心的健康，最終成為一處能讓你一再重返的熟悉避風港。

安靜地坐著，想像你的意識墜入平靜，宛如一顆石子落進平靜無波的湖水。

清明就在這裡，就在你本體的中心。

10月17日

來自心靈的呼喚

你人生的神聖目的，是在任何時候都要與來自心靈的呼喚保持溫柔的聯繫。

你無須前往任何地方。你的生命歷程既沒有讓人驚嘆的行程表可遵循，也不用周遊旅行。此刻，你神祕的智慧非常活躍，就像你一樣。

人們很容易被具有英雄精神的戲劇性故事所吸引，但事實上，在挺身而出、奔赴理想之前，英雄也是個普通人。

英雄來自平凡，人人皆可不凡，你的心靈之歌正等著你以最平凡的音符譜寫成曲。

10月18日

你的過去不能決定你的未來

對於我們這些從改變人生的創傷中倖存的人來說，那種恍如隔世的感覺，就像我們經歷了兩輩子之久，而不是只有短短的一生。在受創前後，你的這兩種身分之間存在一道鴻溝。

過去無可挽回，但未來可以改變。與其不斷緬懷過去，想努力找回從前的自己，不如立足現在，展望未來。讓「未來的你」，由「現在的你」決定。抱持這樣的信念，你將感受到，內在靈魂獲得了全新的進化。

你的過去無疑會影響你的未來，但你不會受限於過去的經歷。

10月19日

想像罹患慢性病的生活

儘管我並未罹患慢性病，但是我試著想像這樣的體驗，並將它視為探索靈魂深處內在世界的神聖機會。

10月20日

喚起力挺自己的感覺

在你最需要陪伴及幫助，又或被孤立排擠感到孤單時，可能會使你深信自己不值得被愛。

花點時間寫下他人注意到你的成功或才華。藉由將注意力改放在過去你曾以為被困住、被放棄、找不到出路的那些事情上，想想自己是如何面對挑戰，並進而克服困難，藉此發揮韌性，重獲動力。

透過回想既往的成就與正向經驗，你會發現，在絕望之處正燃起一股全新的信念。

好好呼吸，專注於此時此刻，不對當前意識到的事物做是非對錯的判斷，讓自己從當下的絕望與壓力中解放出來。

10月21日

重生的力量

在生活中，我們會有許多機會感受安心又快樂的體驗。

我最敬仰的其中一位導師曾結過七次婚，當我知道他在離異數次後仍未對人生失去希望，這使我體悟到人們總是有辦法建立情感耐力。即使被拒絕，也不一定會導致災難性的自我封閉；我們可以把自信帶入重新開始的力量之中。

練習臨在，直到你對「重生」的信心，比對「拒絕」的信念更強大。

10月22日

慶祝情緒智能

我們多半會把情緒視為負擔，但事實上它是一種非常聰明的氣壓計，可用來測量我們身心健康的狀態。

你是擁有深切感受也能深入思考的存在，你的靈性目的是為關注你的情緒本質，因為感性和理性一樣重要。事實上也的確如此。直覺和無法估量的靈性天賦將會顯現在你的情緒覺知場域。慶祝情緒智能吧。

10月23日

神聖的拒絕

當我認為需要說出神聖的「不」以拒絕他人時，我相信我有權設立重要的界線，維護自己與他人之間所需的空間與距離，以安全地進行人際互動。

10月24日

臣服的智慧

「接受現實」表面看來是個簡單的練習，但它最終會變成一種本能，雖然一開始很難做到。

我們已經習慣瞬息萬變的生活，以至於專心致意地活在當下，感覺反而像是天翻地覆的轉變。

接受現實不代表你要對眼前的事物感到知足，也並非要求你與不滿的事物和平共處。

當你以堅定無畏的心，無條件且毫無保留地去接受那些你寧可迴避的事情，臣服的力量就會開始顯現。

10月25日

就是這裡，就在此處

你渴望接觸神性，這既是與生俱來的天性，也是你存在的本質。

你每天都會聽到許多到未知世界探奇的冒險故事，情節既刺激又充滿戲劇性。成千上萬的追尋者踏上朝聖之旅，只為探索神祕的真理。

每個人都擁有「意識」這種神聖的工具。雖然有些人會受到鼓舞而啟程遠行，而有些人卻只想待在家裡。這兩種不同的選擇，沒有哪一種是更好或更優越的。

你如今置身的所在，就是最棒的地方。

你苦苦追尋的地方就在此處。

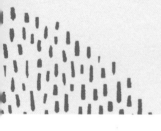

10月26日

藝術家與戰士

有時你是藝術家，有時則是戰士。

你的心靈本質會經由不同階段的進化而精進。這種本質是由創造潛能的原始、有機的燃料所驅動，能將意識轉化為具體的動力。這股動力能使你成為雕塑家或創作者，發揮潛能以實現夢想。

在創意之旅中，你需要捍衛充滿想像力的各種可能性，又或奠定穩固的基礎。

奮戰的技巧就是一門藝術。

10月27日

相信你的生活體驗

每一位偉大的精神導師都可以是你靈感的泉源，但有個崇高的真理是任何大師都無法掌控的，那就是：你的人生經驗會引領你踏上回歸內心的旅程。

你可以閱讀世上的每一本書，也可以造訪每一處聖地，但沒有任何事比你清醒地活在當下，更能召喚覺醒。你內心最深處的臨在，一直屬於你的一部分。

你的神性並不需要依賴他人來見證你散發的光芒。讓自己成為你在他人身上尋找的靈感之源。

10月28日

欲望的狂喜

在你每一個欲望中，都蘊含一種狂喜的創意。

你的宇宙使命是將意識轉化為形式，而你肉體與生理的使命，則是轉化深藏於意識內的創造力，使你能更好地展現狂喜。

你渴望體驗這種生活，這是驅使你利用無限潛能去生產、創造並實驗的動力。

狂喜就是一種強烈的快樂或幸福感受，你不需要超越現實生活，也能與生命的智慧共舞。

10月29日

神聖的狂野本性

當我重新接觸到內心既神聖又狂野的本性時，我也正學習去愛自己不認識的部分。

10月30日

愛上生命的歷程

與其執著於完美，不如愛上生活的過程，面對所有的問題。

一旦你放棄抵達某個特定目的地的需求，也放棄「只有一條路才可以成為你想成為的人」的觀念，你就能在生活的神聖藝術中獲得安歇。

把人生經歷視為一場不斷提問的偉大實驗，儘管許多問題永遠無解。人生是一個感受的過程，我們需要好好珍惜這段歷程。

10月31日

尊重每一份善意

最極致的奢侈，不是擁有珍稀的物品或昂貴的財富。這世上最奢華的體驗，是給予、接受，和尊重你有幸躬逢其盛的每個善舉。

你可能會問：善良怎會是一種奢侈或特別的禮物呢？

因為，真正的善意是一個人願意與他人分享輕而易舉的慷慨。付出善意是把你內心的溫暖給予他人，接受善意則是欣然接受善心人士所做的貼心舉動。

然而，現在無論是個人或群體，都不願再付出善意，只因大家說自己太忙了，沒時間存善心，做善事。

從今天開始，尊重你遇見的每一份善意吧。

研究顯示，痛苦會世代遺傳。
但不要因你繼承的痛苦感到自責，
現在就開始進行別人無法替代的自我修復。
你在實踐臨在中獲得的良藥，
能讓你一步步走向痊癒。

November

十一月

11月1日

啟動自我覺知的啟蒙之路

靈性覺醒是一連串的啟蒙，在過程中你與自身靈性本質的關係會逐漸深化和改變。

假如你把重大的抉擇當作考驗，並將每天都視為嶄新的開始，你就會把啟動自我覺知當作是一種啟蒙。

為了能在修持的道路上保持言行一致，問問自己：現在的我，是否忠於想成為的那個自己？

11月2日

未來是未知的

自由意志的力量無與倫比，而未來是未知的。你正透過不斷前行和持續精進的動能，走出屬於自己的道路。

假如你能經常練習臨在，那麼未來的每個瞬間，自然也會反映出你與生命密切互動的歷程。

你愈能活在當下，對未來就愈不會心存好奇想預先探知，因為你所見到的，都是現在你所擁有的無限喜樂。

11月3日

實踐有意識的愛

在許多方面，真正的愛看起來似乎很平凡。

有意識地投入愛的藝術和實踐，就能欣賞所有形式的「愛」。太多時候，我們堅持用自己想被愛的方式來愛別人，才會導致一團亂。

試著詢問你所關心的人：**我該如何做才能更愛你呢？你認為的愛是什麼模樣呢？**

有意識的愛是一條覺醒的道路，它有賴於神聖的信任。

11月4日

認真投入人生遊戲

有時候，我們自認為很誠懇地在參與人生這場遊戲；然而事實是，我們並未全心投入自我實現的旅程中。

你是否認為靈性修行既乏味又無趣，並以此為藉口，而不採取實際的行動去追求你所嚮往的人生？

人生沒有可遵循的劇本或公式，因為你身處在珍貴的實驗中，反覆試驗是必經的過程。現在，你正走在人生的旅程上；**每天都朝著夢想跨出務實的腳步吧。**

11月5日

正義的憤怒

一旦你理解正義的憤怒是情緒能量的強大來源，就可以輕鬆轉化這種能量。

當莫名的悲劇或缺乏理性的暴行嚴重影響我們的生活時，我們可能很難理解在悲痛和失落時，是什麼樣的情緒壓垮了自己。

掌控憤怒的經驗，擁抱它的力量，學習用新的方法把憤怒當作盟友共同合作。

11月6日

就在這裡，就在當下

練習全然的臨在，能幫助你專注在此時此地，安住於當下。

11月7日

你是智慧的全息投影

全息投影（Hologram）是一種反射式的投影技術，利用光的繞射產生一個看起來是立體的影像。

你存在的本質就是一種全息投影，或說是由空間、光和物質所組成的綜合體，肉體就是你心智所創造的三D全息投影，這種意識的優雅非比尋常。

當你喚醒自己具有無限潛能的記憶時，就能把連結內在的靈性，與務實、負責的行動相結合，你的全息投影也會開始改變形狀。你內在的轉變會反映在外表上，人們將會說你看起來不一樣了，卻又不知道原因是什麼。

把靜坐冥想練習當成簡單的心靈美容法吧。藉由減壓放鬆和安定內心，讓內在得到寧靜與清明。

11月8日

檢視恐懼

恐懼是一種驚嚇的感覺或害怕的情緒，令人不知所措。此外，它也代表「重整的神奇史詩意識」（F.E.A.R, Fantastic Epic Awareness about Reorganization）。

你的意識及潛意識的本體覺（Body map，也稱為身體地圖或身體形象）總是在移動和變化。在特定的時刻，人的多個意識層次會相互交會。恐懼是一種意識，而強大的恐懼感會進入潛意識中，讓人在潛意識裡看到失敗的場景。與潛意識保持和諧一致的辦法，就是意識到自己正在「產生恐懼的思考」。

為了練習F.E.A.R.，下次當你失敗而心生畏懼時，與其自責不該缺乏自信，不如試著回答這個問題：這個神奇的史詩意識是在告訴我，該如何「重整」我的健康和快樂嗎？

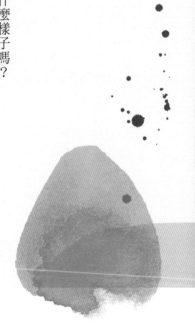

11月9日

成為地球的靈魂伴侶

你會經常想像自己的靈魂伴侶是什麼樣子嗎？

雖說與他人及自身的親密關係，是人生體驗中不可或缺的一部分，但一個人體驗與地球之間親密關係的能力同樣也很重要。

身體是我們神祕本性的有形居所，而自然環境的感知智能會追求和諧，就如同我們會在對他人的愛裡尋找陪伴一樣。

成為地球的靈魂伴侶，就是將我們與地球家園的關聯性想像成神聖的關係，互惠、奉獻和願意進化都是彼此連結的必要條件。

11月10日

多些留戀，少點執著

我們對生命最大的誤解是：應該努力減少對此生的依戀。關於意識，有兩個真相，一是絕對的真實，二是相對的真實。在原始智能的絕對真實裡，依戀並不重要。相反地，在生而為人的此生，你擁有一個身體，並與天地萬物共生，健康的留戀是必需的。

與其說你不想沉迷於任何事物，不妨用一種非常不同的思維模式去訓練大腦，那就是：少點執著。留戀與執著是截然不同的。

11月11日

簡化生活

我們的待辦事項以及自我期許是如此複雜，以至於許多人都忘了簡單的美好。

畫家會視情況，刻意在畫作選擇留白或是不使用太多的顏色，這種留白的決定，是畫作完成的最終關鍵。

你已經習慣相信，如果你不夠積極進取，就代表自己無足輕重，或是不如別人；又或者你根本沒有在日常生活中為自己留些空檔的特權或餘裕。

無論我們是誰、從事何種工作，又或來自何處，都必須把所有的任務和職責拆解成可處理的步驟。

當我們保持簡單，人生就更容易掌握。

11月12日

關注進行順利的事

解決問題和設計創意解決方案的能力是一項卓越的天賦，但是當我們過度使用這項天賦時，就會朝錯誤的地方鑽牛角尖。

你可以改用臨在的力量，帶著創意去探索生活中有哪些事情進展順利，又有哪些是值得你欣賞的事物。

我們的大腦總是十分活躍地積極運轉，與其試圖阻止它靜下來，不如給它一個新玩具。假如「快樂」就是你給大腦的玩具，那麼從今天開始，就用下面這個簡單的句子，作為每一次與人交談的開場白，藉此練習注意有哪些順心事：我真開心——進行得很順利。

11月13日

找回你的聲音

此生所經歷的一切都會深深影響我們，但有天早上醒來，我們發現竟然記不得來自己的聲音究竟是什麼樣子！

也許你曾在學校遭到霸凌，或者家庭生活令人膽戰心驚。隨著你逃避這樣的生活，你也慢慢變沉默了。

不管你變得多麼安靜，去找回你的聲音，並喚醒你的創造力。

現在，就從洗澡時哼歌開始，你也可以考慮加入社區的合唱團。

11月14日

設立慈悲設的界線

現在我選擇運用慈悲的智慧，堅守自己的界線。

11月15日

你的宇宙存在

你的宇宙存在，並不需要你知道或理解你神性的非凡深度。即使你感到沮喪失落，也要體認自己有某個部分永遠都不會被痛苦所傷，那裡就是你力量的源泉。你不需努力爭取、追逐或修復它，因為你存在的偉大之處，就在於它也包含對立面。

能夠明白這點非常重要，如此，即使身處最黑暗的時刻，在你內心依然有盞燃燒的明燈照耀著。

11月16日

選擇再次去愛

曾有個孩子問我，我們的愛是否會用盡。我的答案是否定的，我認為愛是不會用完的。

愛是種選擇，勇於表達愛也是種選擇，願意接受愛則是另一種選擇。總之，愛會滲透到你體內的每一個原子中。

雖然你是無限的愛的源泉，但這並不表示你懂得如何表達你的溫暖。

每天，你都有機會嘗試以許多種方式給予和接受愛。假設你一天有十二個小時可以自由運用，就代表每天早晨醒來，你有多達七百二十分鐘可以充分練習「愛」。

11月17日

成為愛情生活的執行長

花點時間靜下心來思考，該如何成為你愛情生活中的執行長。與其寫下一長串你喜歡的性格，不如想想在理想關係裡，哪一個才是真正不可或缺的人格特質。試著每天都在他人身上發現這個特質，並與這種愛的感覺同步。

一位傑出的執行長會明確知道為了達到長期目標，該採取什麼行動，何時又該妥協讓步。

或許，你知道的比你認為的還要多。

11月18日

是什麼在找尋你？

你意識領域中最神祕難測的部分，就是無論你認為自己有多清醒，還是會有缺乏覺知的時候。

人們多半會在人際關係裡抱持互惠原則。每當你追求無法獲得回報的友誼或愛情時，就是中斷你建立健康關係的自然能力。

你的潛意識具有無限且難以捉摸的力量。尋找那些也正在找尋你的人，這將拉近你與他們的關係。

11月19日

我值得

我值得尋求我需要的幫助，以獲得痊癒，並茁壯成長。

11月20日

把羞愧具象化

每個人的內心都會有羞愧感。由於我們曾經歷或做過的事，令我們深信自己不值得愛和擁有歸屬感。

當羞愧在你的內心蠢蠢欲動時，你注意到了嗎？當你被「我不配」的想法所束縛，你會怎麼做呢？

現在花點時間，把手放在身體的任何部位。想像在你體內的羞愧感，不論這種感覺是屬於當下又或已成為過去式。接著在腦海中想像它的形狀。羞愧感是圓的還是方的？你能看到或感覺到它的顏色嗎？

也許你無法感知到「羞愧」這個感覺，那也無妨，就讓在你想像中具體成形的羞愧靜靜地待在原處。

11月21日

應對意外的悲劇

令人震驚的意外事件所帶來的痛苦會讓身體受到驚嚇。儘管祈禱是一種很神奇的方法，但在極度痛苦時，唯一最強大的盟友是你的呼吸。以下有個簡單的練習，即使隨時隨地進行也不會引人注意。

你可以坐著或站著，全身放鬆，目光輕柔地看著周遭；如果你覺得夠安全的話，也可以閉上眼睛。先從五分鐘的練習開始做起。輕輕閉上嘴巴，用鼻子吸氣，數到五或六，然後再從鼻子吐氣，數到五或六。持續進行五分鐘，或依你的需要延長時間。

11月22日

接受「覺得還不錯」的事情

為了成功克服你總是對失敗耿耿於懷的負面思維模式，你應該重新找回你的內在力量，對感覺還不錯的事情說「是」。

這種積極關注正向意念的練習也稱為「還我快樂」（Pleasure Activism），它會成為你努力不懈的寶貴養分，使大腦的化學物質習慣擁有喜樂。

與其持續抱怨而令自己沮喪不已，不如試著發現有哪些進展順利的事情。即使此時此刻生活裡只有一件好事，也值得你去關注。

11月23日

多睡一點

很多人擔心自己在練習冥想時會睡著，但事實上這根本沒什麼好擔心的。假如你發現自己在靜坐時睡著了，這並不代表你的靈性有缺陷，而是顯示你累了！

當我的學生向我坦承，他們擔心自己是在打瞌睡而非冥想靜坐時，我總是這樣回答：人體不是為適應忙碌的文化而設計的。假如你的練習能幫助你放鬆，這其實是個好徵兆。放輕鬆，持續進行練習吧。

11月24日

與真正的親密保持聯繫

所謂真正的親密關係，對每個人來說都是不同的感覺。

當我們把注意力放在希望被別人重視，或是想要得知他人的願望時，就是選擇探索人與人之間是互相聯繫的溫柔本質。

我們在關係裡受傷，也會在關係裡一起獲得療癒；你神聖的身體應該被珍惜你的人擁抱。

練習與上千件事物保持親密關係吧！

11月25日

善良就是我的貨幣

今天我選擇付出愛，而善良就是我的貨幣。

11月26日

感受來自體內的力量

找一處安靜且安全的地方，以或坐、或站、或躺的方式練習冥想。它可能是你家的某個角落，又或許是沐浴在陽光下的公園長椅。

當你覺得舒服時，可以先讓目光變柔和，或是閉上眼睛。你覺得身體哪裡最有力量呢？

力量未必等同於力氣，也不一定是在你可以辨識的肌肉內；它可能位在皮膚的表面或下方。那麼，是什麼讓你知道這就是力量的所在呢？

當你今天在活動時，把專注力放在你感覺到的力量上。注意你能否以及何時會感受到力量。

11月27日

我願接受更深層的幫助

你可以從冥想練習中獲得真正的力量和良藥，但有時光靠自己練習是不夠的。

你如何知道何時該尋求他人的支持，或是何時你的練習反而阻礙了靈性的進化呢？假如你規律地連續練習三天，而某個想法一直重複出現，那麼此時就該尋求更深層的幫助了。

心智是為了自我解脫而設計的。當它無法自動放過自己，仍持續鑽牛角尖時，你就必須成為具有認知能力的守護者，有意識地從外在世界尋找智慧。

在這樣的時刻，你可以考慮向治療師、身體能量工作者以及創傷療癒專家等療癒盟友尋求協助。

11月28日

黑暗中的光

有時我們會產生自殺的念頭，又或是知道你愛的某個人想要結束生命，這些情況並不罕見，而且害怕告訴別人自己深切的痛苦也是很正常的。

在人生最黑暗的時刻，不代表我們孤立無援。當深不可測的苦痛令我們備受煎熬時，可以怎麼做？又該何去何從？

這時，請信任你內在的光明智慧，讓它成為黑暗中的曙光，然後打電話給一個可以跟你一起進行冥想的人。在你不想說話的時刻，與人同處在寧靜中就已足夠。

11月29日

痛苦會遺傳

研究顯示，痛苦是會遺傳的，這些祖傳的創傷會代代相傳。我們有可能藉由冥想靜坐消除母系傷痛，或代間傳遞的創傷嗎？答案是不可能。世上沒有任何一種開悟的體驗可以消除所有傷害，但你在實踐臨在中獲得的療癒良藥，能培養面對現實所需的恆毅力。

我們需要認真且勇敢地身體力行，讓自己一步步邁向痊癒。別因你繼承的痛苦感到自責，現在就開始進行別人無法替你進行的自我修復，這是個神聖的工作。

11月30日

你就是意識先鋒

這世上從未有像你這樣的人存在。只有當你選擇成為自己的意識先鋒，才能駕馭你存在的力量。

在你的精神生活中，統一場*一直在發揮作用。人們無法估量你天賦的偉大，可能也沒人見證過你的勇氣或力量。

成為意識先鋒，勇敢踏出第一步吧。實現你所知的此生使命。

*unified field，由愛因斯坦提出的物理學原理，係指只需用單一理論就可解釋所有粒子之間的相互作用，亦可解釋各種不同粒子之間的關係。

我知道我的存在是我能與他人分享的最佳禮物，
我決心付出更多更重要的東西，
也感謝生命中的每一個恩典。
我相信發自內心的真誠，
會引領我走向與內心願景一致的機會。

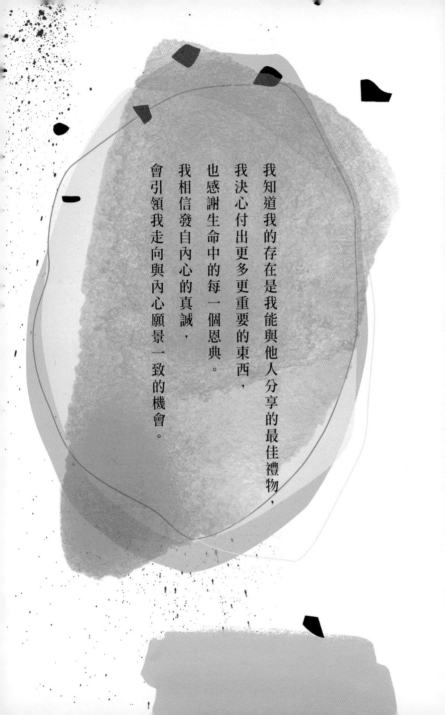

December

十二月

12月1日

減輕身體的疼痛

你知道藉由改變注意力的方式，能減輕身體的疼痛嗎？現在，就把練習的焦點放在消除身體的不適上。透過練習，你可以訓練自己的覺知場域（field of awareness）。

在一個舒服的地方坐著或躺下來，閉上眼睛，凝視內心，閉住嘴巴，自然地吸氣和吐氣。然後問自己這個問題：隨著氣息的自然流動，我能想像被呼吸所包覆的空間嗎？

12月2日

以慈悲之心看待慢性病痛

花點時間，讓身體沉浸在全然接受「如是的一切」中。練習心懷慈悲地疼惜自己，對你的身心健康非常重要，尤其在極度不適時，還能幫助你強化韌性。

也許你正在憤怒與悲傷中掙扎，也許是三不五時來襲的疲憊擾亂了你的日常生活，又或者你無法追求曾堅信能實現的夢想。

你可能無法減少外在環境造成的不適，但你可以掌控你的內心世界，並實現許多人永遠無法實現的目標，那就是：獲得內心平靜的力量。

12月3日

擴大你的內在智慧

你在每一刻所擁有的內在智慧，都是在面臨人生風暴時，能幫助你解決問題的實用資源。從冥想練習中培養的內在平靜，會逐漸成為你能永遠依賴的力量基石。

你可以利用走動的方式或坐姿進行練習，試試看哪種方式對增強你的內在智慧最有效。

嘗試移動式的靜心，如散步，或者把靜坐的時間縮短成五分鐘。

你不需要在乎或取悅任何人。你的練習純粹是為了你自己。

12月4日

提防修道的唯物主義

現在，反思一下你對靈性修持的看法。

你認為一個人無論何時都必須對平靜、持久的愛保持平和的想法，如此才能在靈性上獲得提升嗎？你是否試圖擺脫負面情緒或壓抑憤怒，以期能縮短自己和開悟之間的距離呢？這些觀念，都是所謂「修道的唯物主義」的特徵。

當我們為了悟道而陷入唯物主義的靈修時，會預期靈修將帶來安樂、智慧和救贖。但這種錯誤的期待，將靈性的理念當成個人的資產，也曲解了修持的真義。

隨著你內在覺察力的提升，注意自己是否會利用個人的靈性體驗表現出優越感。要提防自己迷失在修道的唯物主義中。

12月5日

我的夢想遠大於恐懼

我內心懷有的夢想比恐懼更大。
當夢想大於恐懼，就不會感到害怕，
這世界也充滿無限的可能。

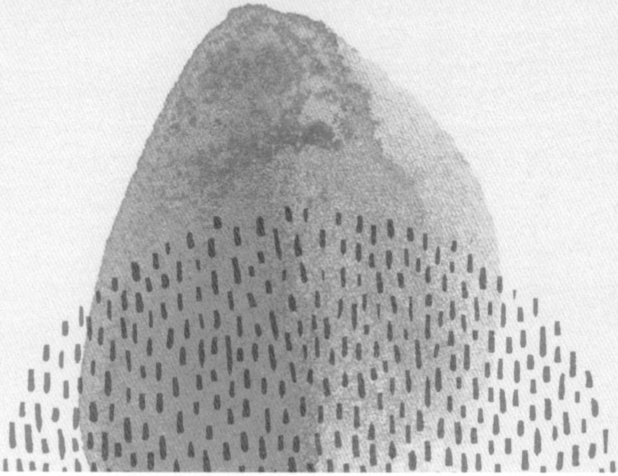

12月6日

療癒「精神狂」

「精神狂」（soulorexia）是沉迷於精神追求，或對靈性連結有著永遠無法滿足的飢餓感。它會利用不同的方式偽裝自己，像是：超時參加靜修活動、報名你根本負擔不起的昂貴培訓課程、每當你想逃避衝突就急著找治療師或薩滿巫師，又或冒著人身安全進行「靈性治療」等。

想療癒精神狂，要放慢腳步，承認你正在追求一段你深切渴望且真正需要的神聖關係。當你意識到除了往內在探索，而無需去他處尋找時，你會發現你的本質完好無缺，你早已具足。

12月7日

臨在就是禮物

大多時候，當我們從這一刻過渡到下一刻，根本沒意識到自己前進的步伐有多倉促。想想看，你的說話速度是不是又急又快，只為能趕緊結束對談，以便立刻處理下一件事？

花點時間留意你每天的生活，反思自己能否享受從此處到下一處的過程。假如你總是處在忙盲茫的狀態，你就會錯過一切。你買什麼、做什麼或擁有什麼都不重要，你的臨在才是最重要的禮物。

12月8日

克服對死亡的恐懼

在你離世的那一瞬間，你的本性也會消散成光。

這段告別人間的經歷，是我們面臨最可怕的轉變之一。你該如何做好準備，讓自己走向這道神祕的大門呢？

想像你要離開摯愛的人，到一個遙遠的美麗國度。試著常自問下面這個問題：假如我已經明白，我隨時可能踏上漫長的旅程，而且這一路上只有靈魂可以引領我，那麼今天我會做什麼呢？

12月9日

療癒神性飢餓

治癒混亂的飲食習慣，就像與神性的飢餓共舞。對於那些飽受食物成癮、厭食症、健康飲食強迫症（對健康飲食過分執著，甚至演變成病態的地步）折磨，又或為各種人際關係所苦的人來說，也許應該花些時間去審視深刻且發自內心的連結渴望。

寫日記可以是治療神聖飢餓既正向又富與創意的做法。問問自己這些問題：我真正的渴望是什麼？我需要什麼才能獲得真正的營養？

12月10日

我的存在是個禮物

我的存在是我能與他人分享的最佳禮物，我決心付出更多更重要的東西。

12月11日

重獲愛的自由

你是否為了能在特定的環境和情況中生存，而試圖取悅他人？對此，有另一種說法，是你學會了奉承，基本上這與面對壓力時的「戰或逃」反應截然不同。這種過度慷慨的應對行為，容易讓人誤以為你對他人充滿熱情與關懷。

從表面上看，討好恭維似乎頗有魅力且討人喜歡；這是一種能吸引人、在社會上也能被接受的偽裝，目的是為了與所需的生存資源保持連結。

你是否單純因為害怕失去重要的支持，而總是把他人放在第一位？也許這個習慣過去會讓你很有安全感。但是當我們因為害怕被討厭，擔心不受歡迎，而壓抑原有的個性與想法去迎合他人，反而會使自己愈來愈沒有自信。

愛從來都不是靠無條件的討好換來的。現在，就重獲愛的自由，別再畏懼吧。

12月12日

擁抱被拋棄的傷痛

在個人層面，被拋棄的傷痛可能破壞建立或維持健康人際關係的能力；而在集體層面，這種創傷或許會導致衝突。

害怕孤獨的感受原本就存在我們心中，愛上「你需要被愛的感受」，是緩解這種根深柢固的不安全感最強而有力的辦法。

與其試圖證明自己有多獨立，不如把生命投入在修復被遺棄的創傷。

該怎麼做呢？就是透過建立安全、充滿愛的人際關係。讓自己花點時間學習如何去愛，在你的靈性旅程中練習相互依存的療癒體驗。

12月13日

與積極的人共處

你是那種缺乏動力的人嗎？也許你渴望受到激勵，也希望付諸行動追求夢想，但你總是遭遇阻礙與困難，破壞你勇往直前的力量。

也許外在環境與生活境遇過於沉重，讓你對未來缺乏信心。然而，你的熱情與創意並未消失，你本性的原始智慧也不曾減少。

找機會與社群團體裡積極的人共處，重新調整你的觀點。夢想是會傳染的。

12月14日

練習對一件事心懷感恩

事情搞砸了嗎？也許你生活中某些方面獲得非凡的成就，但你所愛的人卻身陷困境，你的日子也充滿擔憂，而不是你期望獲得的快樂。

有一次我碰到一對夫妻，他們到精神病院探望已成年的兒子。我問他們如何與所愛的人熬過如此艱難的時期，他們的答案是：無論發生什麼事，練習感恩都很重要。

當你身處極度的混亂及痛苦，記得要放慢腳步。不管發生了什麼事，你都要練習對一件事滿懷感激。

12月15日

感恩祝福，保持真我

我感謝生命中的每一個恩典。我相信發自內心的真誠，會引領我走向與內心願景一致的機會。

12月16日

發揮你的創意

意識就是與生俱來的創意，潛藏著無限可能。這種創意能量的本質變化豐富、技藝精湛；每一天你表現創意的方式，取決於你能否以開放的覺知盡情發揮。你內心閃耀的潛能，正渴望獲得你的認同。

當點子浮現時，你會忽略無視，還是會花點時間探索你的想像呢？今天就專注練習創意的力量。

12月17日

鍛鍊韌性

當你意識到每一個障礙或挑戰的時刻，都是鍛鍊韌性的機會時，那些出現的困難就會變成通往轉變的門戶，而不再是沉重的負擔。

假如你覺得人生卡住了，可以利用下面這個書寫練習來建立不一樣的觀點。試想一個令你苦惱的情況，接著利用填寫下列的句子來改寫這個劇本：儘管＿＿＿＿令我心煩意亂，但我可以選擇專注向前踏出積極的一步，來強化自己的韌性，那一步就是＿＿＿＿。

12月18日

自我照顧，貴在實踐

你是那種學了很棒的自我照護技巧，卻從不真正使用它們的人嗎？也許你已經知道如何以沉思的方式去想像、呼吸或鍛鍊，卻忘了花時間去掌握偉大的冥想技巧。

僅僅知道如何完美地練習冥想是不夠的。慎選你所使用的工具，並找到方法應用你學到的知識。

12月19日

心靈夥伴的力量

我知道在療癒的旅程中會有「心靈陪跑夥伴」與我同行，我能從他們身上獲得持續療癒和轉變所需的支持。

12月20日

心腦和諧的狀態

當你的心、腦及呼吸的能量系統達成一致時，你的覺知自然會變得更廣闊。這些智慧之門就是意識之門，旨在能夠同步運作。

當你善用生命中這三種不同層面的神祕力量時，就如同音樂家可以演奏出美妙的樂曲，別人也能感受到你和諧的能量場。

你是活在頭腦裡，還是心裡呢？你可以想像這兩者的中心都與彼此的存在互相協調，而你就處於這種和諧的運作中嗎？想像你的心和腦是相互連結的系統，了解心腦和諧就是你的真實本性。

12月21日

給自己多一點空間

你有無法治癒的關係嗎？你是否給自己施壓，以解決也許無法輕易解決的問題？也許你衷心希望能夠修復一段關係，但有時我們的存在只會加深那道傷口。

矛盾的是，我們期望痊癒的強烈渴求，或許是出於善意地想要彌補，然而時機尚未成熟，你在療癒中投入的能量，可能還需要更多時間才能有所進展。

當你和你關心的人之間遭受嚴重或難以處理的傷害時，先好好觀照自己。請給自己需要的空間。

12月22日

連結大自然的本質

我們許多人的生活彷彿遠離自然，又或認為內在最深層的靈性存在遙遠的地方，於塵世體驗之外獨立運作著。

事實上，你存在的結構和宇宙的互聯網絡相互交織，你的神祕天性根植於土、水、火、風、空五大元素，而它們也都具有活躍的意識。

你的肉體與原始智慧是密不可分的，當你在戶外進行修持練習時，更能明顯感受到這種智慧。藉由進行森林浴或是沿著河流平靜地散步，盡情享受大自然吧！

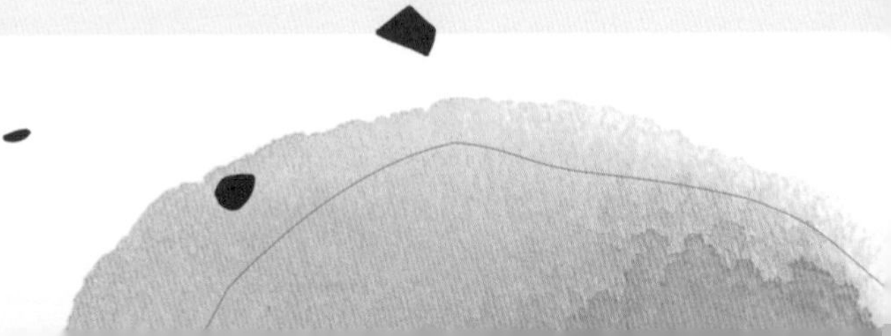

12月23日

犯錯是恩典

把錯誤當作是學習的機會，而不是希望可以藏起來的可恥失敗，盡可能從錯誤中找到可以感謝的事，這樣你就可以像魔法般把錯誤轉換為恩典。

什麼是恩典？錯誤又為何是一條神聖的道路？恩典有時被定義為簡單的優雅或精緻的舉止。透過每次所犯的錯誤，都能使你的言行舉止更臻於完美。身為一個有意識、覺醒的存在，藉由出錯，我們的生命得以經歷變化，獲得改變。

對每一個錯誤表示感恩。隨著你觀念的進化，你的靈性將隨著強大且真實的智慧翩翩起舞。就如同傷痛裡蘊含著智慧，在你所犯的錯誤裡也都具有恩典。

12月24日

尊重過去，擁抱未來

當我繼續擁抱未來的潛能並追求夢想時，我也尊重從過去經驗中學到的一切。

12月25日

擁抱你的人生經歷

你對「家」有靈性上的渴望嗎？也許你認為需要回到某個你夢想造訪的星球，卻又不確定這趟覺醒旅程的目的是什麼。「重新記得自己是誰」的憶起（remembrance）之路並非直線進行的軌跡。即使你未留意，但宇宙智能的火花時時刻刻都會自然浮現。把人生經歷當作是一場神聖的冒險，如同你的覺醒之旅，就是對所愛的塵世之物進行尋寶探奇。

12月26日

神聖的提燈

靈性之路就是回到你已然實現的存在狀態。

別再囿於覺醒之旅有終點的想法，並體認到，雖然你此生的意識，在肉眼看來只是一種意象，但它其實是由無數且無限的原子所組成，閃耀著發光的潛能。你內在的神聖之光，正是切合所需且永不熄滅的提燈，能照亮和指引一切。

你的意識是由生命裡的一切所塑造，從人際關係到職場上的互動，或是與陌生人的接觸都是如此。用你從內省中看到的光芒來練習臨在吧。

12月27日

傾聽你的需要

你是否忘了自己需要什麼才能感到快樂？

抽出五分鐘的空檔，不要急著讓大腦靜下來，準備筆、蠟筆或任何能激發你靈感的文具，然後隨興地在紙上塗鴉。

一開始，不去試圖控制內心天馬行空的想法可能令你覺得奇怪。暫時就讓這些想法四處漫遊，把注意力集中在眼前的紙上；你也可能會想聽點音樂。

在紙的頂端寫下：「今天我最需要什麼？」接著開始隨手塗鴉。

這時，有沒有任何事物或靈感從你的潛意識裡冒出來呢？

12月28日

接受「支持」的贈禮

剛開始接受別人的支持時，可能會令人感到害怕，因為脆弱會導致意想不到的情緒氾濫。

一想到敞開心扉接受支持，可能會刺激你感受到某些情緒，這通常是因為情緒會與身體從過去事件中形成的記憶交織在一起。

你能接受他人給予的幫助或溫暖嗎？也許是想約你喝杯咖啡，又或是送你卡片表示關懷。

下次當有人給予支持時，練習不要拒他人的好意於千里之外。擁抱「你值得接受」的感覺。

12月29日

讓「自我同情」停止暴飲暴食的惡性循環

在孩提時代，從何時開始你吃東西不再是為了要獲取營養？假如是某個特殊事件、節日或聚會激發你進食的需要，那就以自我同情的角度來看待這種行為，而不是用自我批判來責怪自己不夠自律所以才無法克制。

某種程度上，我們都在跟那些會因壓力刺激而活躍的神經通路互相對抗，我們會肌肉緊繃、呼吸變淺，甚至容易以「情緒性飲食」來逃避不舒服的感受。即使是我們期望能開心享受的聚會，也可能觸發這些複雜的舊傷。

每當你注意到暴飲暴食的行為，就把手放在心上，作為要「愛自己」的自我提醒。當情緒穩定下來，我們就會更有理智去選擇對健康更好的事。

12月30日

重做一個夢

要成為快樂戰士的方式是，無論你身在何處，都會有意識地微笑和散發溫暖，這是一種可以消除不適和壓力的神奇能量。

你可能看起來像是在宏偉的宇宙大笑話（cosmic joke）中表演，讓他人感到困惑不解。然而最終，這種樂觀的態度會讓周遭的人相信，純粹而不需理由的快樂不僅可能，同時也是免費的良藥。

你內在能夠恢復輕鬆自在以及與歡樂聯繫的力量，常是一種尚待開發的資源。

療癒未必總是嚴肅的任務。你的笑容可以讓一個人的一天有所改變。

12月31日

展望未來

你最近是否需要做出困難的決定，例如下定決心要重新開始，又或是忍痛放棄一些重要的事情呢？

也許你剛結束一段刻骨銘心的關係，或者選擇搬到新的城市居住。花點時間慶祝你擁有非凡的勇氣，能打造自己想要的生活，並願意滿懷希望的力量展望未來。

你的路得靠雙腳走出來，而不是坐等包裝或組裝完成的道路送達你面前。不論你到何處，都會有意想不到的事情發生和新的考驗等著你。

享受即將到來的神祕吧！

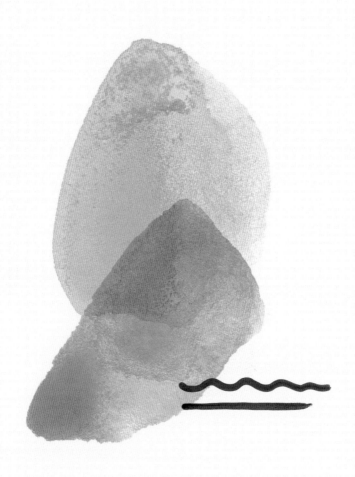

CF00435

未來的每一天，都是更好的一天：
提升能量，用愛與平靜把自己找回來的365個療癒練習

作　者—沃西．史托克
譯　者—蘇楓雅
主　編—郭香君
責任企劃—張瑋之
封面、內頁版型設計—葉若蒂
書名手寫字—莊仲豪 IG@zeno.handwriting
內頁排版—極翔企業有限公司
編輯總監—蘇清霖
董 事 長—趙政岷
出 版 者—時報文化出版企業股份有限公司
108019台北市和平西路三段二四〇號一至七樓
發行專線—（〇二）二三〇六—六八四二
讀者服務專線—〇八〇〇—二三一—七〇五
（〇二）二三〇四—七一〇三
讀者服務傳真—（〇二）二三〇四—六八五八
郵撥—一九三四四七二四時報文化出版公司
信箱—10899台北華江橋郵局第九九信箱
時報悅讀網—https://www.readingtimes.com.tw
綠活線臉書—https://www.facebook.com/readingtimesgreenlife
法律顧問—理律法律事務所　陳長文律師、李念祖律師
印　刷—華展印刷有限公司
初版一刷—二〇二一年十二月十七日
定　價—新台幣四五〇元

時報文化出版公司成立於一九七五年，
並於一九九九年股票上櫃公開發行，於二〇〇八年脫離中時集團非屬旺中，
以「尊重智慧與創意的文化事業」為信念。

未來的每一天，都是更好的一天：提升能量，用愛與平靜把自己找回來的365個療癒練習/沃西．史托克（Worthy Stokes）著；蘇楓雅譯. – 初版. -- 臺北市：時報文化出版企業股份有限公司, 2021.12
面；　公分
譯自：The daily meditation book of healing : 365 reflections for positivity, peace, and prosperity
ISBN 978-957-13-9600-2（平裝）

1.靜坐 2.生活指導

411.15　　　110017550

ISBN 978-957-13-9600-2
Printed in Taiwan